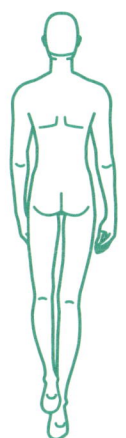

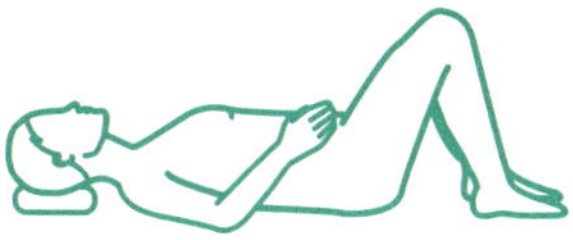

神奇的身心放鬆法

THE ALEXANDER TECHNIQUE WORKBOOK

The complete guide to health, poise and fitness

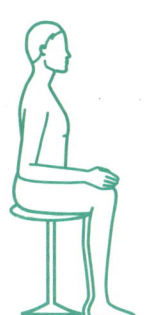

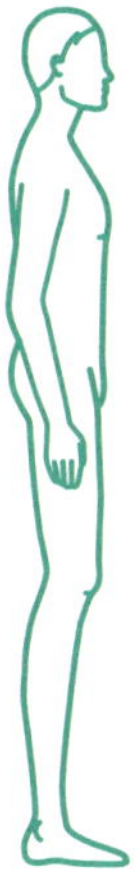

消除疼痛、善用身體的
亞歷山大技巧

理查・布蘭能——著
Richard Brennan

周明芹——譯

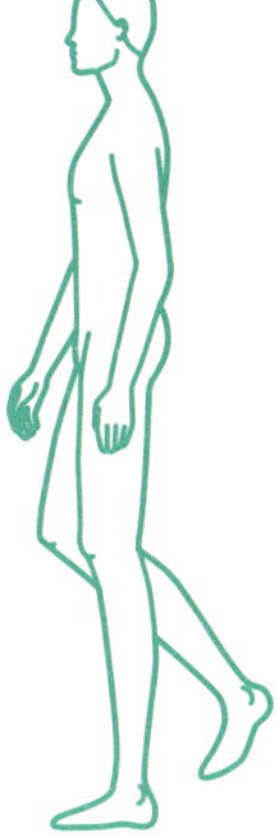

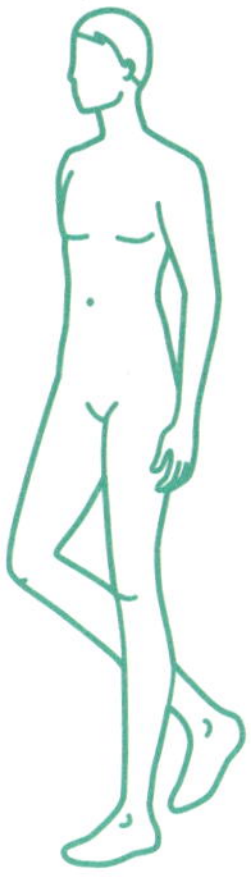

目錄

謹將這本書獻給
所有有勇氣冒險去發現真實自我的人。

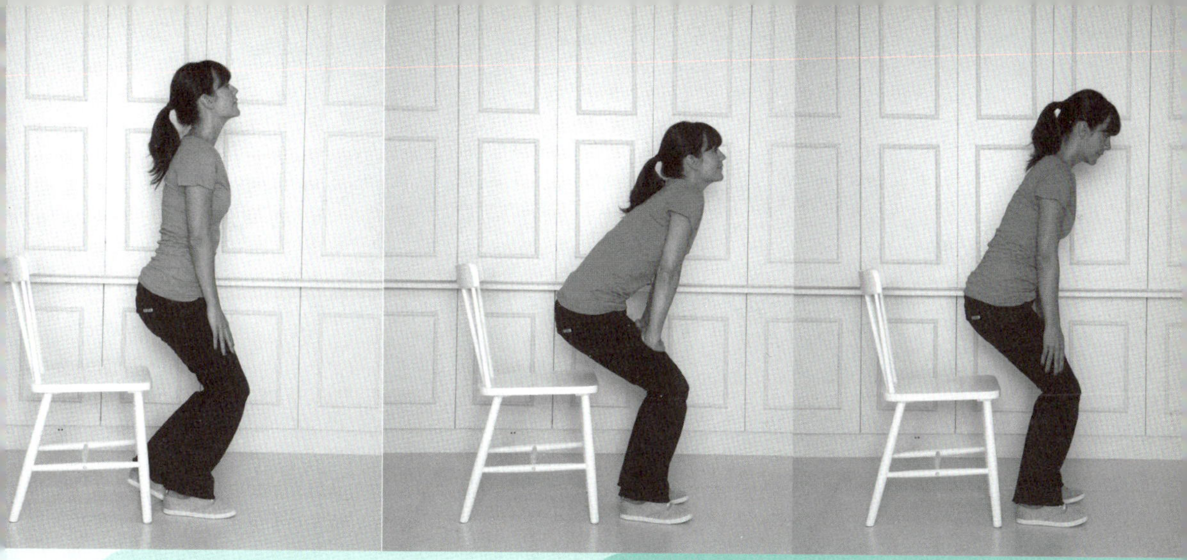

第二部分

第三部分

專文推薦

從身心開始啟動平衡人生

台灣運動傷害防護學會理事長　李恆儒 博士

我非常榮幸能為這本《神奇的身心放鬆法》撰寫推薦序。本書不僅是保持身心平衡與健康的完整指南，更是深入探討自我理解和控制的寶貴資源。亞歷山大技巧是一種釋放長期累積的身體緊張和精神焦慮的方法，這些無意識的緊張和焦慮常常導致頭痛、背痛、關節炎等健康問題。透過亞歷山大技巧，我們能夠重新認識和運用身體的自然動作，從而在日常生活中實現更加協調和輕鬆的動作。

理查·布蘭能先生以簡潔明瞭的方式闡述了亞歷山大技巧的基本原理，並通過豐富的實例和練習，展示了這種技巧如何在日常生活中應用，幫助我們過上更加快樂和充實的生活。書中對「基礎控制」的解釋尤為精闢，讀者可以透過理解頭部與頸部之間的動態關係，來改善全身的協調和平衡，這對於提升生活質量至關重要。

這本書無論對於初學者還是已有一定經驗的讀者，都是一部極具價值的學習資源。初學者能夠快速掌握亞歷山大技巧的基本概念，而有經驗的讀者則能通過本書進一步提升自己的技巧水平。我深信每位讀者都能從本書中受益，找到屬於自己的身心平衡之道，從而享受更健康、更快樂的生活。

這本書的價值不僅在於其內容的豐富和實用，更在於它引導我們重新審視和調整自己的身心狀態，讓我們在快節奏的現代生活中，找到一片寧靜和安詳。希望讀者們能夠通過本書，深刻體驗亞歷山大技巧帶來的轉變，並在未來的日子裡持續受益。

這本書無疑是每位關注身心健康和生活質量的人、不可或缺的指南，我誠摯推薦給所有渴望提升自我、改善生活的人士。

專文推薦

那些疼痛，都是姿勢不良惹得禍

復得適物理治療所所長　張堯欽

身為一個物理治療師，最擅長姿勢與動作的觀察。在這十年間，執行物理治療業務時，最常遇到因長期肩頸酸痛以及腰酸背痛而前來求診的患者，但實際觀察下來，這類型患者大部分存在著導致疼痛的不良姿勢。因此，若要有效預防因不良姿勢導致的疼痛問題或是治療後能夠延長治療效果，首要為患者建立正確姿勢的概念。

在這忙碌的世代中，不良的工作環境以及習慣性低頭使用智慧型手機，讓大多數人容易長時間維持在容易產生疼痛的姿勢中，而亞歷山大技巧是物理治療師在臨床上協助患者恢復功能性姿勢值得參考的概念，其可以提供物理治療師調整患者結構性問題時所需要的關鍵一覺察。

在我擔任物理治療師的第一年，最喜歡直接從患者的結構性問題介入，以調整患者因為不良姿勢所導致的肩頸或腰痠背痛等問題，其方法不外乎為「強化虛弱肌肉以及延展緊繃肌肉」，雖然這樣的介入方法可以快速看到治療成效，但是這樣類型之患者，因同樣問題反覆求診的人數也不少。在執業第二年後開始研究亞歷山大技術，發現其中的「覺察」是維持良好姿勢很重要的概念。若是患者缺乏對於身體的覺察，在回到工作環境時，仍會因為長期處於不良姿勢，導致疼痛復發。亞歷山大技巧提供了簡單且易懂的意象化方式，讓患者更容易學習如何藉由自我覺察而達到良好的姿勢。

這本書提供很多在臨床上讓病人容易理解的指令以及意象化方

式，想要達到良好的身體姿勢，首要條件為「大腦能夠意識到身體的姿勢是否正確」。

大多數患者不容易找到正確的姿勢位置，少部分患者甚至「誤會」自己是呈現良好的姿勢，直到旁人提醒或藉由外在的回饋（如照鏡子）才能夠察覺。因此，若是能夠學習自我覺察身體姿勢狀態，是很重要的一個技巧。

我有一個很深刻的經驗，曾經有一位孩童，家長因為擔心其長期駝背而前來求診，當時評估後發現，該孩童的肌肉張力較一般同齡孩童還低，也不容易維持良好的姿勢排列。當天在經過一連串的活動以後，確定當下孩童可以維持良好的姿勢，在交代家長居家活動後離開。不料兩週後家長又帶著孩童找上門，提到先前課程結束返家後，孩童仍然還是容易有駝背的問題，因此當天重新檢查孩童的身體感覺認知。果真！孩童在閉上眼睛後，認定身體歪斜姿勢是正確的姿勢，這是因為長期維持在不良姿勢所導致的「錯誤的身體感覺認知」，而對象是幼童，確實不容易察覺自己的身體是否維持在正確姿勢，在治療的過程中也不容易藉由困難的指令讓孩童理解。

恰好，亞歷山大技巧中有許多調整姿勢的指令以及意象化範例，如「想像讓你的頸部肌肉放鬆、讓你的身體延展」，這樣的指令比起「把頭抬起、抬頭挺胸」等口令更能夠讓接受指令之對象表現出均勻且協調的動作。當天在確定孩童完全瞭解後才讓他離開。自那次之後，家長反饋，孩童目前也較能夠維持良好的姿勢排列。

由此上述故事可知，能夠意識到自身的姿勢，是維持良好姿勢的關鍵，而改善不良姿勢需要恰當的指令，在這一本亞歷山大技巧介紹中，提供了簡單且容易了解的方法，讓你可以在日常生活，避免因為不良姿勢產生疼痛，真心推薦給大家。

專文推薦

一個簡單解決我們身心困擾的方法——亞歷山大技巧

台灣亞歷山大技巧訓練學校校長　彭建翔

在現代生活環境下，每個人每天都面臨著不同形式的身心壓力，加上長時間固定姿勢使用 3C 產品及久坐不動的工作型態，使得全身的肌肉很容易處於緊繃卻不自覺的狀態，許多人甚至在休息（包括睡眠）時，全身的肌肉仍緊繃而無法完全放鬆，難以獲得真正的休息。長期累積下來，許多身心症狀如：焦慮、頭疼、腰痠背痛、甚至嚴重到發展成憂鬱症及脊椎的病變等。

目前人們處理上述問題，大多採用藥物或被動舒緩症狀的方式，如：酸痛貼布、止痛藥或按摩、整椎等，這些多少可以暫時解決部分問題，但治標不治本，不久後問題又會復發，若能改變使用身心的方法，便可根本改善造成身體不適症狀的原因。

亞歷山大技巧源自於出生於澳洲的莎士比亞獨白劇演員弗雷德里克．馬蒂亞斯．亞歷山大（Frederick Matthias Alexander），受到聲音沙啞困擾後，透過觀察及覺察自身問題來源，深入鑽研如何解決問題所創造出來的一套方法。

簡單的說，他透過觀察自己在台上，由於求好心切加上緊張焦慮，這樣的身心狀況長期累積下來，造成了他聲音沙啞問題真正的原因。

這本書是一本非常好的亞歷山大技巧入門的工具書，英文版第一版已銷售超過 100,000 冊，讓許多人有機會接觸到亞歷山大技巧；新版本不只更新了部分內容並有了中文翻譯版，讓中文的讀者有機會可以用很簡短的時間，透過清楚的解說及輔助的照片，對於亞歷山大技巧如何解決困擾著我們現代人身心問題的方法，提供一個很棒的入門機會。啟示先前的《神奇的自然呼吸》，則是作者從呼吸角度切入，兩書搭配，能讓身心因此獲得很大的幫助。

如同作者一樣，接觸到亞歷山大技巧，也是為了解決疼痛的問題，但這門技術不僅僅解決了我們身心的困擾，其方法及哲學，非常符合科學及邏輯，會令對希望身心自我提升的人們，想一探究竟，也使得我們成為教導並致力培育亞歷山大技巧教師的推廣者。

亞歷山大技巧在台灣發展的現況，筆者於 2006 年完成亞歷山大技巧教師訓練，回台教學推廣亞歷山大技巧至今；但目前台灣從國內外完成培訓合格的教師仍不多，只有 10 來位之多。

作者在書中提到一位合格的亞歷山大技巧教師需經過三年的培訓，也希望讀者在透過閱讀本書入門亞歷山大技巧之後，能有機會找一位合格的亞歷山大技巧教師，協助您檢視您學習的成效，因為我們都會有書中提到的錯誤的身體感覺認知的問題，透過老師的協助，相信您會對亞歷山大技巧有更加深刻的體會，讓這神奇的身心放鬆法，融入您的生活，豐富您的人生。

專文推薦

一把改變未來的鑰匙

台灣亞歷山大技巧訓練學校副校長　黃詩雲

我們兩手空空的來到這個世上，出生後即像海綿般不斷地吸收外界的訊息，一個接著一個的目標達成，隨著外界啦啦隊的加油聲喧囂不止，期望自己能收穫滿滿，兩手抓緊所有能抓住的事物，腦中塞滿所有可以塞進去的知識技能，以為這樣才能成為所謂的人生勝利組，不負身旁努力呼喊的啦啦隊員們，希望如此的努力，能換來此生的無憾。當我們自以為一切都按表操課的安穩人生，正毫無懸念地掌握在手中時，是否直到無預警的心靈空虛感驟然襲來，或是身體警報一個接一個響起，才回首一路走來，所在乎的、所追求的，竟都是那麼的不堪一擊與充滿問號？曾經堅實不摧的坦途，陡然在腳下出現一道懸崖，迫使我們不得不停下腳步？

此時，我們可能會開始思索：我究竟要過什麼樣的人生？我個人的經驗是，也許亞歷山大技巧可以提供這樣的指引，雖說多數人會認為亞歷山大技巧只是在學習身體放鬆或姿勢的方法，這並非是對亞技（「亞歷山大技巧」簡稱）的誤解，只是身體這個面向的學習，僅僅是亞技最表淺的一部分；但從身體開始學習仍是好的，或許你就跟我一樣，起初只是為了解決身體不適而接觸這個技巧，沒想到人生的方向竟隨之轉了個大彎，也成就了一趟再珍貴不過的旅程。

如同亞歷山大本人，因為修正了身體不當的使用而讓不適症狀消失殆盡，原以為這已是學習的終點，我想大家跟隨本書的練習，或者上過亞技課程，皆可多少感受得到亞技在肌肉放鬆、身體結構的調整方面，效果明顯。但由於身體覺察的提升，自然地會開始發現自己許多無意識身體動作姿勢的背後，都有著潛意識的意義，這就像錢幣的兩面、太極的陰陽，雖然我們只看到外顯的那一面，甚至兩面都視而不見，但透過亞技的「克制（inhibition）」，開始學著停下來看清楚身體正呈現著你意識到或沒有意識到的心念。因此，對自己和他人說「不！」，並不是叛逆或不合作，也不是廢柴或躺平的表現，而是打開意識的那扇門，還給自己獨立思考的空間，拒絕被慣性與社會價值觀制約；在這之後才能看到並開始「選擇」真實本我所想要的，「引導（direct）」自己朝向心身合一，做自己真正想做的、走自己想走的路，並自然而然地願意為此選擇負責。這種合一的感覺，即為亞技中的基礎控制（primary control），表面上說的是脊椎動物在神經、肌肉、骨骼上的運動原則與對位，但更深一層則隱含著身、心、靈的對齊。走在這樣的道路上，即使布滿荊棘，只需覺察前行，無需掙扎努力。

從小到大遇到很多熱心的長輩，總會為我們提出各種人生的建議，名人與成功人士的建言總被奉為圭臬、金句，師長們說那些可是暮鼓晨鐘，必須聽進去並每日奉行。他們的話語並非不好，更是其人生的深刻體悟；但每個人的狀況和條件不同，如果沒有經過意識思考，僅一味的照單全收，對自己可能反成沉重的負擔與壓力。亞技提醒我們，面對外界的刺激與給予時，必須先有意識地思考，有了自我獨立思考，整理出清楚的方法和目標，就能夠輕鬆放下不必要的舊習慣，丟掉不屬於自己的人、事、物，過起減法的人生。年輕時認為老子的無為而為怎能行得通？學習亞技後卻領悟到此語真是至理名言，沒有不為不應為，怎可能為所應為。想要達成目標，絕對要先確認方向和方法是否正確，也就是亞技中的正確方法（means whereby），導正自己錯誤的身體感覺認知（faulty sensory appreciation），才能有足夠的力量與喜悅的心來達成目標。

Richard Brennan 是極富經驗的亞技老師，其教學與著作皆是眾多亞技老師們學習的對象，相信讀者可藉由本書一窺堂奧。亞歷山大技巧雖然表面上是身體的調整與練習，但在這個有系統、有邏輯的身體練習下，隱含著強大的思維鍛鍊；希望這樣的一套技巧，能幫助茫然的現代人，找到自己的天賦之路。

前言

生命唯一的目的，是成為我們自己以及我們有能力成為的樣子。

羅伯特·路易斯·史蒂文森

（ROBERT LOUIS STEVENSON）

自我寫了第一本《亞歷山大技巧練習手冊》（*Alexander Technique Workbook*）以來，至今已經超過了三十個年頭。這本書銷售超過十萬冊，陸陸續續接到許多來電、電子郵件或信函，表達對我寫這本書的感謝。對許多人來說，這是他們第一次接觸亞歷山大技巧，而在這些人當中，有些人現在已是教授亞歷山大技巧的老師。

我寫這本書的原因，是為了告訴人們有一個美妙的技巧，在我患了慢性背痛和坐骨神經痛時，大大地幫助了我；唯一的遺憾是沒有早點發現它。它大幅地改變了我的生活，以至於在上了幾節課後，就馬上申請參加為期三年的亞歷山大教師培訓計畫。當在一九八九年獲得教師資格時，我想找一種方法讓更多人瞭解這項技巧。在當時，關於亞歷山大技巧易讀的書籍並不多，這促使我寫這本書，讓對這個主題一無所知的人也能理解。

亞歷山大技巧是一種釋放許多人長期以來累積的身體緊張和精神焦慮的方法。一般來說，我們完全不會意識到這些緊張和焦慮，直到我們生了病，無法繼續像往常一樣地生活，才開始正視問題的嚴重性。這些緊張與焦慮會導致頭痛、背痛、心臟問題、關節炎和憂鬱症，引發一系列其他疾病。如果任由這些無意識的肌肉緊張，長此以往，會加速老化過程並降低我們的活力，從而影響到生活品質。

案例故事

薇樂莉·奧德利（Val Oatley）
年齡：62 ｜職業：曾任芭蕾舞者

薇樂莉的手腳都患有關節炎，她的肩膀和脖子疼痛，還患有慢性坐骨神經痛。在完成一門日間課程後，她這樣說：

「透過亞歷山大技巧，我意識到我的身體在空間中的位置，這意味著我現在能夠透過我的大腦來控制我的肌肉緊張。如果我要保持一個姿勢，而不會無意識地拉傷我的身體，這個技巧是不可或缺的。

我發現了我心智和身體的完整性，它可以視為一個整體一起工作，而不是好像四肢分離一樣，頭腦和軀幹彼此各自為政地工作。當然，這緩解了很多不必要的肌肉緊張，教會了我在童年早期所失去的，一種以輕鬆協調的方式，徹底修復身體的方法。

我大部分的疼痛都消失了，讓我不僅身體，連心靈都能保持平衡與優雅。」

當背負著更多的責任時，我們慢慢也失去了輕鬆和優雅的行動。亞歷山大技巧可以幫助我們從一些最簡單的動作，恢復原有的平衡和輕鬆。身體是我們最寶貴的資產，但往往對它付出的關注卻最少——除了當我們試圖想看起來很有吸引力的時候，才會開始重視它。我們常常嚴重地干擾了肢體自然流暢的動作而不自知，以至於在我們當中的許多人，在生活中的某個時候會遭受背痛的困擾，而這完全是由於姿勢不良所引起的。然而，沒有比在舉手投足間能保持平衡、優雅和協調的人更具有吸引力了。

很少有人意識到亞歷山大技巧帶來的巨大好處，因此，每年有數百萬人忍受著不必要的痛苦。這本書，我希望盡可能以簡單的方式解釋亞歷山大技巧，透過簡單的觀察練習和步驟，清楚地展示它能如何幫助你享受更快樂且更充實的生活。

這個新版本保有原書的簡單風格，但更新和添加了部分內容。我用照片取代舊有的手繪線條圖片，目的是希望能提高這本書的品質。之前原書出版的時候，幾乎沒有人聽過網路，也很少人擁有電腦。事實上，我的第一本書是用打字機完成的，這說明了二十多年來人們的生活進步得多快。我真誠地希望你喜歡這本書，並發現它能幫助你更輕鬆地生活。

1

亞歷山大技巧介紹

1

什麼是亞歷山大技巧？

亞歷山大不僅創立了一門影響深遠的科學，
一種明顯地不由自主、我們稱之為反射的運動；
並建立了一種修正和自我控制的技巧，
這對我們非常有限的個人教育資源，
增添了價值可觀的助益。

蕭伯納／喬治·伯納德·蕭（GEORGE BERNARD SHAW）
倫敦音樂《*LONDON HUSIC*》

自從我成為亞歷山大技巧老師以來，一直對以不同方式解釋這門技巧深感興趣。亞歷山大的姪女瑪裘麗・巴洛（Marjorie Barlow）說，亞歷山大技巧是關於「知道你在做什麼，並確保如果你希望停下來，你就可以這麼做」。熟習亞歷山大技巧能讓你如此；然而，這可能需要花上一輩子的時間，才能確切地瞭解你在做什麼，這就是這門技巧如此引人入勝之處。它可以被描述為一種釋放肌肉緊張的方式，而這種肌肉緊張可能是引起頸部或背部問題的直接原因，但遠不止於此。這是一門，關於瞭解你自己以及你對周圍發生事情反應的技巧，這門技巧基於意識和選擇。

幾年前，我在艾克哈特・托勒（Eckhart Tolle）所寫的《一個新世界》（*A New Earth*）裡讀到一段話，對我而言，他描述了亞歷山大技巧的真正含義。他談到了所有人類（human being）都需要在「人」（human）和他們自己「存在」（being）之間找到平衡的重要性。托勒接著說，無論我們在這世上「做什麼」，都屬於人類的層面，儘管它有一席之地且應該受到尊重，但對於一種充實和真正有意義的生活來說，這還是不夠的。他清楚地解釋，無論我們多麼努力、獲得了什麼成就，單單只有「人」的部分，是永遠不夠的。托勒接著指出，我們經常忘記自己的「存在」，這是指在有意識的存在之下所發現的自己，我們所有人都有意識，因此「人」和「存在」是交織在一起，而不是分開的。

對我來說，那是對熟習亞歷山大技巧所能得到的回報的絕佳描述。它可以幫助你將意識拉回到你現在正在做的事情上，是一種針對活在此時此地的意識的實際應用技巧。當你透過運用該技巧，學習活在當下時，你將能夠達到下列目標：

- 更輕鬆自在地生活。
- 變得更瞭解自己的身體、心理和情緒。
- 防止對身體造成不必要的損耗。
- 檢視自己過度的肌肉緊張，教導如何釋放這種不必要的緊張。
- 停止浪費精力，找到更有效的新的行動方式，避免在一天結束後感到疲勞。
- 認識你的行為模式，如果願意，你可以改變它們。
- 能更意識到自己的習慣性動作，讓自己做出更適當的決定。
- 重新發現你小時候曾經擁有的優雅舉止。
- 擁有真正的自由。

更輕鬆自在地生活

透過應用本書後面列出的原則，你將能釋放習慣性的緊張，從而以一種非常不一樣的方式行動；這將使你的日常活動更輕鬆，讓你更充分地享受生活。這還會影響你周圍的人，你新發現的幸福也會感染給你身邊親近的人。我經常聽到這樣的評語，「自從我丈夫上過亞歷山大課程後，他成了一個更好的伴侶」，或者「自從參加了亞歷山大技巧課程，我感覺更平靜也更輕鬆了。」

很多時候，我們沒有意識到，自己讓生活變得比實際上更困難。我們可以在別人身上看到這種情況，但當它發生在自己身上時，卻不容易看見。其實，生活很快地能變成一種樂趣，而不是像我們許多人一樣，掙扎地活著。

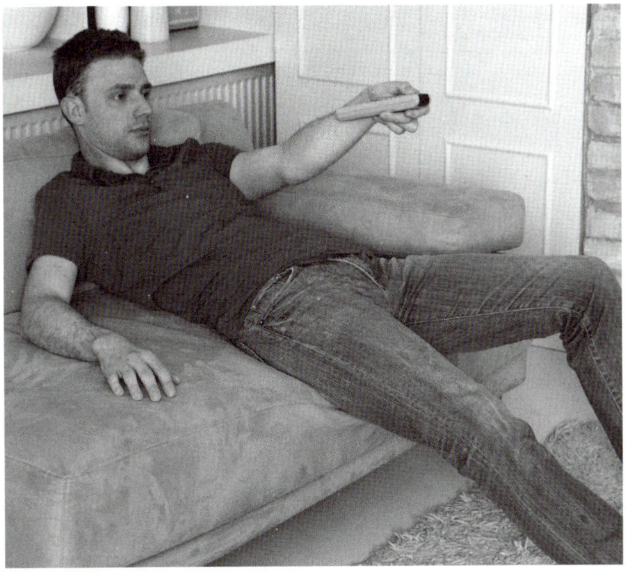

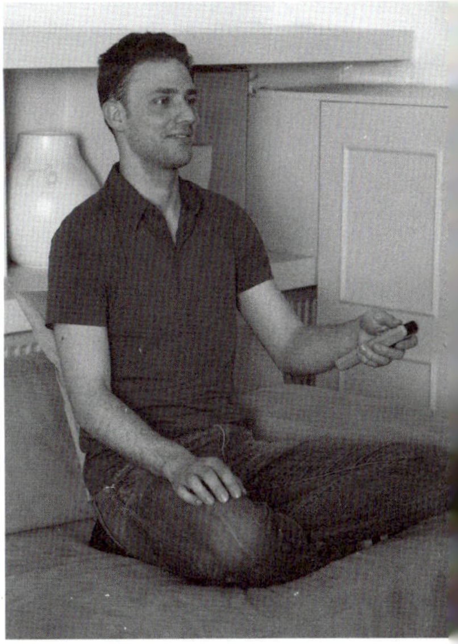

變得更瞭解自己的身體、心理和情緒

亞歷山大技巧能訓練在日常生活中的覺察力、平衡和姿勢。

這是改變的第一步。當你開始更加瞭解自己時，你會驚訝於過去在執行非常簡單動作時所需付出的精力，一個人甚至會因為從地板上撿起一個輕巧的物件，例如一枝筆，而嚴重損傷他或她的背部。我們沒有注意到身體壓力的主要原因，由於我們肌肉緊張的程度是每天以微乎其微的幅度持續增加。隨著這種緊張程度的日積月累，最終會開始干擾身體的自然協調和反射。

由於身體、心理和情緒是密不可分的，因此我們的行動方式會進一步影響我們的心理和情緒健康。同樣地，我們的感受或思考方式將直接影響我們日常活動的方式。

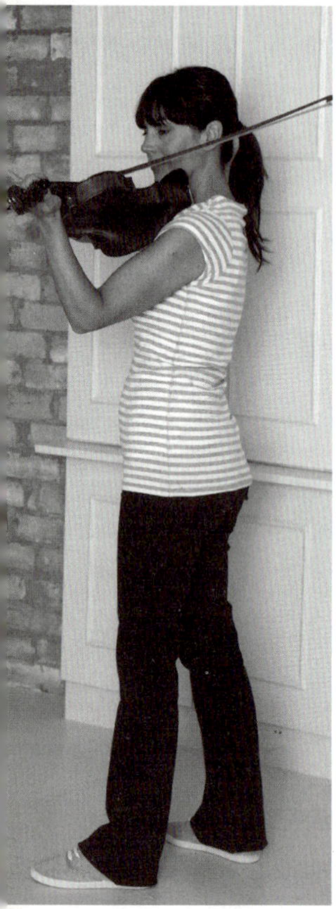

這個技巧能幫助音樂家
毫不費力地練琴。

防止對身體造成不必要的損耗

若身體透過不協調的方式行動，或是像亞歷山大所說的那樣，「誤用自己」，肌肉和骨骼系統就會不斷承受壓力。

幾年前，報紙上刊登了一位美國婦女造訪英國的報導，她租了一輛手排車。她只開過自動排檔汽車，因此不知道如何換檔；結果，她以一檔行駛了190里（120英里）！然後她向租賃公司抱怨這輛車開不快，而且非常吵。顯然，這是由於她沒有正確使用汽車，使得引擎和變速器都承受著巨大壓力，並可能導致永久性損壞。

同樣地，如果我們不按照自己的本質使用自己（今天很多人都沒有），我們可能會在不知不覺中造成不可逆轉的傷害，這些傷害將在往後的生活中顯現出來。值得牢記的是，當汽車磨損，你可以換輛新車，但身體卻無法更換。

檢視和釋放過度的肌肉緊張

當開始覺察自己時，你會開始注意到我提到的肌肉緊張。某些肌肉變得越來越緊張，而另一些肌肉則變得過度放鬆。這個過程會持續很多年，最終影響到肌肉的生理結構。事實上，肌肉會縮小，這也是老年人看似萎縮的原因之一。

多數人完全不知道這個過程對身體的影響，直至感到疼痛。當身體無法正常運作時，我們去看醫生，希望得到她或他通常無法給出的答案。我們很少問自己，「我對自己做了什麼，才導致這種痛苦？」

如果我們能找到這個問題的答案，就可以停止這樣做，疼痛就會自然緩解並很快消失。然而，肌肉緊張是經年累月逐漸加劇的，如果沒有透過協助，往往很難找出真正原因。多年來，我們已經讓身體習慣承受某種程度的壓力，以至於接受它們是自己的一部分。

一旦我們發現並辨識出造成壓力的原因，釋放這些壓力便成了相對簡單的過程。

尋找新的行動方式來節省精力

亞歷山大技巧幫助你在進行動作之前先停下來思考，這使你能夠以更高效率的行動力來進行任何活動；換句話說，以更少的努力執行任務，進而讓你有更多的精力去做想做的事情。許多人體驗到擁有更多的活力，從而改善了他們的生活。小孩似乎儲備了無窮的精力，這有部分原因也是因為他們以優雅和協調的方式使用自己的身體，而且小孩不像許多成年人那樣浪費精力。

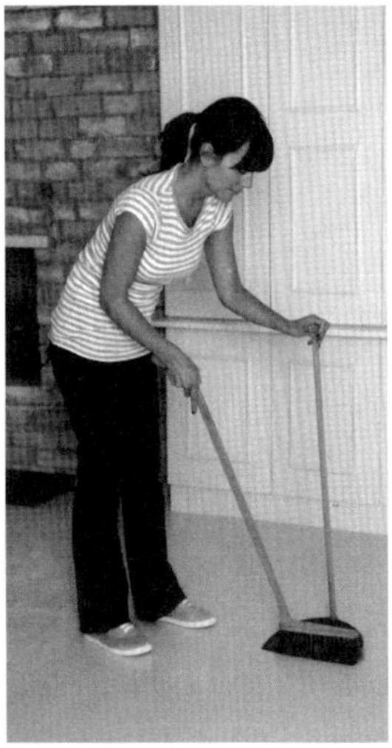

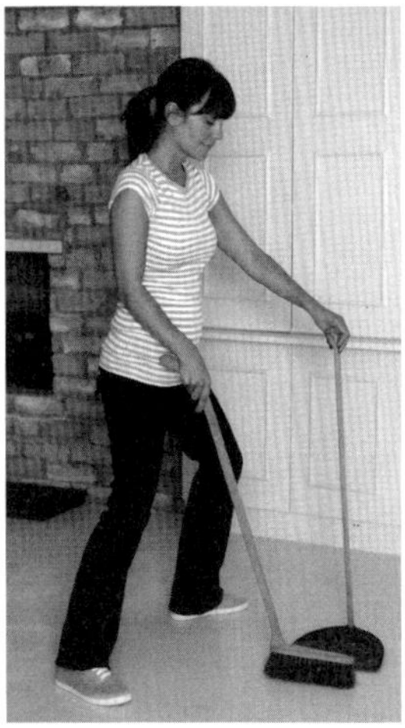

學會更好地「使用」肢體來進行簡單的活動，能減少身體的壓力和疼痛。

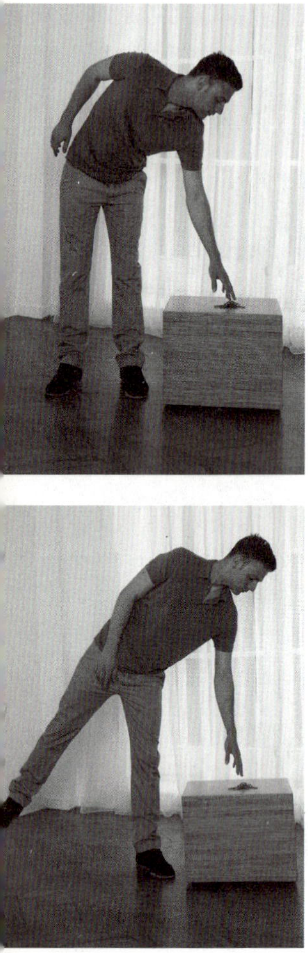

當拿起物品時，保持平衡可以減輕肌肉緊張。

認識和改變你的行為模式

一如所說，我們終其一生都在發展身體、心理和情緒的行為模式。其他人往往比我們自己更了解我們行為中的這些模式。我們通常以既定的模式回應接收的刺激，不管這個回應方式是否適合當下的情況。由於這些行為模式有許多都存在於意識層之下，因此我們會在沒有意識到自己在做什麼的情況下，一次又一次地重複這些模式。

亞歷山大技巧將使你能把意識帶入這些習慣的行為傾向中——這可以讓你有機會改變它們，尤其是當它們對健康產生不利影響時。這個影響是深遠的，因為你將能在生活的任何情況下，以適當的方式行事，從而避免日後可能會產生的壓力或疾病。

意識到並改變你習慣的行為方式

在西方文明中，許多人都以笨拙和彆扭的方式在使用自己的身體，我們經常以一種刻板的方式執行動作，這些習慣動作對我們來說是「正確的」，無論這些動作帶給我們身體結構多大的壓力。如此，對自己提出的要求過高，就可能會對身體造成嚴重的傷害。每年，數以百萬計的人腰部患有椎間盤突出（通常又稱為椎間盤滑脫）。這經常是由於不斷重複彎腰，使脊柱受壓所引起。壓力如此之大，以至於椎間盤被卡在兩個相鄰脊柱骨之間的虎鉗中，字面上是指被「擠出」（見第十二章）。

只要停下來片刻，找到做任何動作最簡單的方法，不僅可以避免給自己帶來不必要的負擔，從長遠來看，還可以為自己節省大量時間。有兩句古老的諺語，如「三思而後行」或「欲速則不達」，在我們所處的這個快速變動的世界中，非常適用。

重現你小時候優雅的舉止

亞歷山大技巧與其說是一個學習的過程，不如說是一種回憶起我們早已遺忘事物的方法。它可以被定義為對人類整個身心功能舊習的拋棄，或再教育的過程。

亞歷山大自己經常說，如果你停止做錯誤的事，那麼正確的事情就會自動發生。換句話說，當我們停止對身體自然反射和協調的干擾時，身體自然會表現出最佳效率，並以更輕鬆的方式行動。

無論我們的年齡多大，都可以重新獲得我們在小孩身上清楚看到的那種優雅、泰然自若的生活方式，這種方式仍隱藏在我們每個人身上。我教過的學生中，最年長的高達八十四歲，他們也從課程中受益；即使是非常年長的人，也能更自如地活動，還可以做更多的事情而不會感到疲倦。

著名作家蕭伯納在他八十多歲時，從亞歷山大本人那裡學習亞歷山大技巧課程。當他去上第一堂課時，蕭伯納無法在沒有人幫助的情況下，爬上亞歷山大門前的三級台階。上完一門課後，他能夠在沒有人幫忙的情況下四處走動；到了九十多歲，朋友和熟人都認為他老當益壯。他過世時享年九十四歲，是因在修剪樹木時，從梯子上摔下來孩子們在他們做的所有動作中，都有自然的平衡和協調。

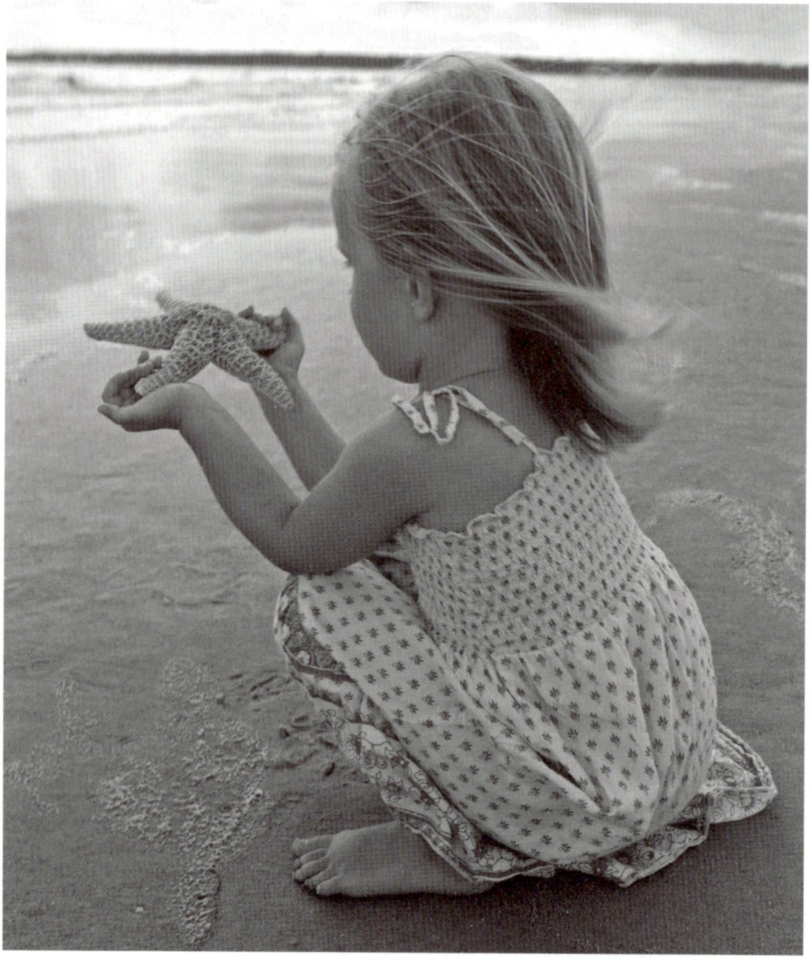

後去世的。事實上，九十四歲還能爬梯子的人並不多。

為了開始以這些新的行動方式生活，我們需要意識到我們對身體許多自然的運作系統，包括呼吸系統、神經系統和循環系統造成了多大程度的干擾。事實上，我們的孩子可以成為我們最偉大的老師。

花點時間觀察一個在海灘或公園裡玩耍，三、四歲的孩子，那可以向我們展現很多關於身體最初被設計的使用方式。這與我們成年後

案例故事

卡洛琳・格林 Caroline Green
年齡：27｜職業：電腦程式設計師／分析師

幾年來，我一直患有間歇性下背痛和頸部疼痛，我不明白是什麼導致了這個問題。我吃得很好，經常打坐、練習太極拳，所以我確信我保持了適當的姿勢。我還意識到我的呼吸經常淺而急促，而且全身缺乏輕鬆感。然而，僅僅意識到，問題並沒有根除，所以什麼都沒有改變；我開始感到被困住了。我沒有想到的是，我的生活方式和態度，可能是造成問題的一部分。

從小我就像許多人一樣，相信成功和金錢是生活中最重要的兩件事，即使要拿自己作為代價。我在工作中一次又一次地晉升，但升遷後，向我承諾過的幸福在哪裡？我變得越來越痛苦，因為我試圖成為別人，而不是我自己。

我聽說了亞歷山大技巧，開始上一些課，並對其顯著的效果感到驚訝。在第一堂課下課後，我感覺很輕鬆，所有壓力都消失了，而且比之前的我更精力充沛，這種感覺維持了一段很長的時間。我的老師說，如果我的身體改掉那些習慣不良的姿勢所導致的身體緊張，就會有這種輕鬆自在的感覺。我意識到這些習慣是從社會強加給我，不健康的情緒和心理態度造成的。我注意到我一直有個習慣，就是當坐著時，我會彎腰駝背、兩個肩膀會向內彎——這是由於我童年時期一直缺乏自信造成的。當我開始抬頭挺胸，自然而然地開始對自己更有信心；上了接續的課程後，許多其他的心理變化與身體變化也同時發生。

我開始瞭解到自己的身體是如何工作的，當感到疼痛時，我將它視為一個要停下來並聆聽身體試圖要告訴我什麼的訊號。我學會了如何以不同的方式執行簡單的動作，以免替自己帶來過大的壓力。我仍然時不時地感到有點背痛，但現在可以透過老師建議我的躺姿，在幾分鐘內消除它。這對我來說是一個啟示，我不必成為疼痛的受害者，可以為自己做點什麼來擺脫疼痛。我不再認為緊張和疼痛是生活中不可避免的，這讓我更能掌控自己的生活。

使用身體的習慣及方式完全不同。

對大多數人說，上完一堂或兩堂亞歷山大的課程後，他們會有一種輕鬆自在的感覺和更大的幸福感。起初，這種感覺只是暫時的，但隨著進一步的學習，這種感覺可以成為永久。

獲得自由

從亞歷山大對自己和他人的觀察，他越來越相信身體、心靈和情緒不僅相互影響，而且是完全不可分割的；如果其中任何一部分處於壓力之下，其他兩部分也會受到壓力。

不難看出，我們的思維方式直接影響我們的感受，進而影響到我們在生活中的一般表現。在任何工作中，一個人快樂時往往會比不快樂時做得更好。我們的成功和失敗，使我們以某種方式看待自己。同樣地，當我們學會了培養一種全新而自由的行動方式時，也能讓我們的思想從先入為主的觀念和固定的偏見中解放出來，並對生活中的許多問題有不同的想法和感受。這個過程最終引導我們走向精神的自由，為我們帶來一種可能從小就沒有享受過的幸福感和成就感。

縱觀歷史，男女都為家庭或國家的自由獻出了生命，然而很少有人意識到他們被習慣性的思維方式所困，被每天施加在他們身上日益增長的壓力所囚。這並不是說我們應該生活在我們為自己設定的規則之外，而是我們應該有意識地選擇不做出對自己或我們周圍的人有害的反應。

亞歷山大技巧的實際實踐在本書以下的章節中做了清楚而簡單的闡述，但現階段，了解它能提供什麼幫助，以及不能提供什幫助是有助於學習的。

簡而言之，亞歷山大技巧是我們為了幫助自己而學習的技能，而不是像醫生或治療專家對患者「做某事」的治療方法。

定義亞歷山大技巧

該技巧是	該技巧不是
● 一種瞭解身體是如何被自然設計用來工作的。	● 一種治療。
● 一種提高我們對自己和周圍世界的意識的方法。	● 任何類型的療程。
● 關於如何使用身體的再教育，使我們的身心健康可以恢復平衡。	● 任何與按摩有關或類似的療程。
● 這個過程可以幫助我們認識自己對身體的自然功能所造成的干擾。	● 一種治癒的形式——儘管身體在自然療癒過程很可能會被活化。
● 一種利用我們的思考力，帶來期望改變的方法，以便可以用更協調的方式進行日常活動。	● 任何形式的運動課程。
● 擴大我們意識層次的一種方式。	● 一種操縱的方式。
● 一種幫助我們更有意識地選擇的技巧。	● 一種補充醫療，如順勢療法、針灸或整骨療法。你不必因為生病或身體有問題時才能從該技巧中受益。只是許多人只有在生活產生危機時，才開始審視我們的生活方式，值得提醒我們自己的是，預防勝於治療。
● 一種可以自己練習的技巧，幫助我們在任何特定時間內，以最小的緊張程度來行動。（註：顯然我們需要一定程度的緊張才能運作，問題是我們經常過度緊張。）	

它是如何發展的？

真正的發現之旅不在於尋找新的風景，
而是擁有新的眼光。

馬塞爾・普魯斯特（MARCEL PROUST）

當開始學習亞歷山大技巧時，先了解亞歷山大自己是如何發現這個技巧，以及他如何發展這個技巧來教導他人，這將會非常有助於學習。

簡史

弗雷德里克·馬蒂亞斯·亞歷山大（Frederick Matthias Alexander）於一八六九年一月二十日出生於澳大利亞。他的童年是在塔斯馬尼亞西北海岸的一個小鎮溫耶德度過的。亞歷山大是約翰和貝茜·亞歷山大所生的八個孩子中的老大，他早產，壽命預估不會超過幾個星期。只因他母親對孩子極大的愛才保全了他的性命；事實上，她是當地的護士和助產士。

弗雷德里克·馬蒂亞斯·亞歷山大（1869-1955）

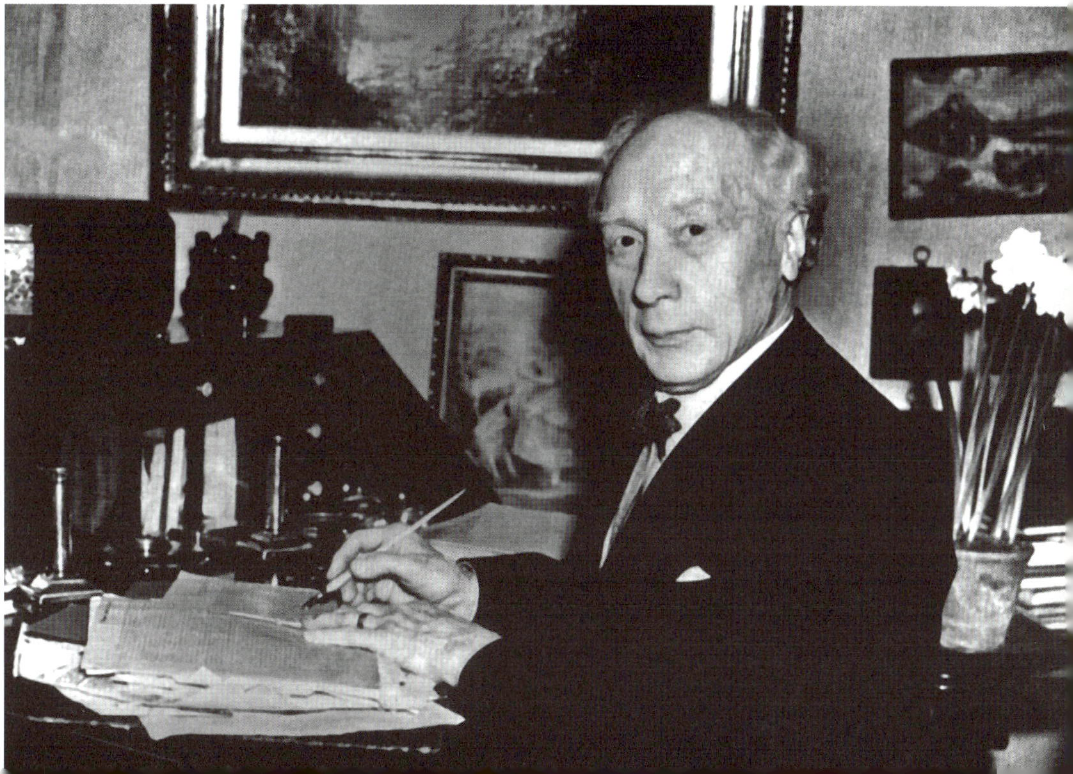

整個童年時期，亞歷山大一直深受一連串疾病的困擾，主要是鼻腔和其他呼吸困難方面的疾病。

雖然他開始就學，但很快就因為體弱多病而被帶離學校，晚上由當地學校教師幫他補習。這讓亞歷山大在白天有充裕的空閒時間與父親的馬匹共度時光。漸漸地，他成為訓練和管理牠們的專家，並以這種方式獲得了觸覺的敏銳度，這在後來被證明是無價的。

九歲、十歲時，亞歷山大的健康情況開始好轉，十七歲時，因為家庭經濟壓力，迫使他放棄了自己熱愛的戶外生活，在比紹夫山（Mount Bischoff）附近的一家錫礦開採公司的辦公室工作。空閒時間，他對業餘戲劇表演和拉小提琴產生了興趣。

二十歲時，亞歷山大已經存夠了前往墨爾本的錢，在那裡他與叔叔住在一起，花了三個月的時間，他把所有辛苦賺來的錢都花在欣賞最好的戲劇、藝術和音樂演出上。在墨爾本行結束之際，他決定接受朗誦家的培訓。

為了支應晚上和週末參與的培訓課程，亞歷山大身兼數職：在房地產經紀人辦公室工作、在一家大型百貨公司工作，並在一家茶公司擔任品茶師。他擔任演員和朗誦家，很快就建立了良好聲譽，不久後也成立了自己的劇團，專門從事單人莎士比亞劇演出。他特別喜歡《威尼斯商人》（*The Merchant of Venice*）和《哈姆雷特》（*Hamlet*）。

嗓音問題

不久之後，小時候困擾亞歷山大的呼吸系統疾病又回來了。他的聲音變得沙啞，有一次，他在表演時完全失去了聲音。因此，他變得不願意接受在舞台上的演出，害怕在觀眾面前演出的關鍵時刻，失去聲音。在尋求醫生和嗓音訓練師的建議後，醫生給他開了藥，並指示他讓嗓子休息並漱口。但這些解決方案只能暫時緩解問題。

他所熱愛的事業岌岌可危，他願意嘗試任何事情來尋求治療方法。最後，他的一位醫生在診斷後要求他在下一次獨角劇演出前，讓嗓音完全休息整整兩週。醫生向他保證，如果嚴格遵循指示，他的聲音就會恢復正常。

這時候，亞歷山大非常迫切地想找出治療他奇怪疾病的方法，因此在那段時間裡，他幾乎沒有和任何人說話。當回到舞臺上時，他很高興地發現聲音沙啞的問題完全消失了。然而，他的喜悅很快就變成了痛苦，因為演出進行還不到一半，聲音的問題又回來了，到晚上表演結束時，聲音沙啞得幾乎說不出話來。當亞歷山大意識到自己只能期待暫時的解脫時，他的失望之情難以言喻，因為他將被迫放棄他深深投入、有望取得巨大成功的職業生涯。

第二天，他又去看了同一位醫生，醫生唯一的建議是，他該持續治療。「可是」，亞歷山大說：「如果我的嗓音在演出開始時是完美的，但到最後卻又惡化到我幾乎不能說話，難道不能斷定是我那天晚上在使用我的聲音時做了什麼，才是造成問題的原因嗎？」

醫生想了想，同意了他所提出的質疑，於是亞歷山大問道：「那麼，你能說出我到底做了什麼，才造成嗓音沙啞嗎？」醫生坦承他做不到。亞歷山大回答說：「很好，如果是這樣的話，我必須試著自己去找出答案。」

亞歷山大和他的醫生之間的對話成了他繼續開發技巧的核心。他堅信，如果我們患有頭痛、背痛、關節炎、失眠或其他疾病，問題根源總會有一個原因。這實際上是對眾所周知的物理因果定律的修改，即每個動作都會產生相反的反應。亞歷山大經歷過的反應就是失聲。

現在他需要找出導致這種現象的原因。

探索開始

重要的是要記住，正是亞歷山大對戲劇壓倒性的熱情，給了他堅定不移的決心，完成自己的任務，儘管一路上遇到許多挫折。

接下來的故事是一個探索的故事，一個人的一趟重要發現之旅，使他發現了身體運作的基本原理。這是一段複雜的旅程，可能至少需要閱讀本章節兩到三遍才能熟悉亞歷山大的思維方式，以及他的技巧所依據的基本原則。

這些所有的原則在本書接下來的章節中都有詳細的解釋，因此我建議你最後再重讀一次這個部分。

在亞歷山大與醫生談話之後，只得到兩條線索：一條是，他觀察到他的聲音是在朗誦時出現沙啞；第二條是，當他的聲音休息時或只用於日常說話時，沙啞的情況就消失了。

旅程已經開始。他開始仔細觀察鏡子裡的自己，首先他用普通的聲音說話，然後再朗誦莎士比亞。他多次重複這個實驗，發現當他只是在說話時，並沒有發現任何異常，但是當他朗誦時，他看到有三件事發生：

- 他傾向於把頭向後仰到脊柱上。
- 他壓迫到喉部（喉嚨中含有聲帶的區域）。
- 他開始用嘴巴吸氣，會發出喘息聲。

如果你願意做我曾做過的，那麼你將能做到如同我所做到的。

弗雷德里克．馬蒂亞斯．亞歷山大

在他發現上述這些習慣後，他再次觀察自己在日常說話時的情況，他發現他也做了與上述完全相同的三個動作，但程度要小得多，這就是為什麼他以前沒有察覺到那些習慣的原因。當他發現自己在平時說話時所做的事情和他在朗誦時所做的事情之間，存在著這種明顯的差異時，他意識到他有一個明確的線索，也許能解釋造成聲音沙啞的原因，因此他得到鼓勵，作進一步探究。

下一步是找到一種方法來防止或改變這些具破壞性的習慣，他問了自己下列問題，卻發現好像在迷宮裡打轉：

- 是因為用嘴巴吸氣，導致頭部向後仰而壓迫到喉嚨嗎？
- 是因為頭部向後仰，導致喉嚨受壓迫而造成用嘴巴吸氣嗎？
- 是因為喉嚨受壓迫，導致用嘴巴吸氣和頭部向後仰嗎？

這些問題一開始他無法回答，於是他繼續在鏡子前耐心地實驗。過了一段時間，他發現自己無法直接阻止由嘴巴吸氣也無法阻止自己壓迫到喉嚨，但可以在一定程度上，阻止頭部向後仰。這帶來了一個更重要的發現——當他確實成功阻止頭部向後仰時，就間接減少了用嘴巴吸氣並減輕了喉嚨的壓力。

此時他在日記中寫道：

> 不能低估這項發現的重要性，因為透過它，我進一步發現了人體所有運作機制的身體的基礎控制方式，這標記了我的研究的第一個重要階段。

在這裡要暫時離開這個故事，重要的是，先來闡明亞歷山大所說的「身體的基礎控制」的含義。

身體的基礎控制（The Primary Control）

身體的基礎控制為身體的主要召集人。它支配著我們身體所有機制的運作，因此使我們對複雜的人體控制顯得相對簡單。它是我們的頭部和身體其他部分之間的一種動態關係，通常被稱為「頭頸背關係」。很重要的是，這種關係不是一種所在位置的關係，而是彼此之間的自由關係。

當肌肉過度緊張，頭部被向後和向下牽引時，身體的基礎控制會受到干擾。這進一步會干擾到整個身體的其他反射，並可能導致身體缺乏協調和平衡，騎馬就是一個很好的例子。當騎士要在緊急情況讓馬停下時，他或她會用韁繩將馬的頭向後拉，馬就會立刻失去協調性而很快停下來。這也可以在寵物貓身上得到證明：如果貓的頭部向後輕輕傾斜，就無法正常活動，牠得重新建立對頭部、頸部和背部相互關係的控制，才能恢復正常活動。

在最初發現身體的基礎控制後，亞歷山大進一步指出，當他能夠避免錯誤使用頭部和喉嚨時，他聲音的沙啞會相對減少。當後來接受醫學檢查時，他的聲帶和喉嚨的狀況有了相當大的改善。這證實了他的懷疑，即他「使用」自己的方式對他的呼吸和聲音的功能有顯著影響。（亞歷山大非常精確地用詞和短語來描述他的新發現。例如：像「使用自己」這樣的術語聽起來可能很奇怪，但它比「使用他的身體」更正確，因為他談論的是使用他的全身，而不僅僅是他的身體。）

第二個主要觀察結果是：*他使用自己的方式直接影響了他的身體功能，從而影響了他的表現。*

經過一番思考，亞歷山大得出結論，如果他把頭再往前伸，可能會更加影響他的聲音功能，從而完全消除聲音沙啞；於是他開始把頭向前「伸」。但他發現，過了某個點，他往往會再次將頭向下和向前移動，這反過來又對聲帶和呼吸器官產生了同樣破壞性的影響。

亞歷山大花了很長一段時間繼續進行實驗，這使他看到，以這種方式使用他的頭部和頸部，會造成挺起胸膛和縮短整個身材的傾向。正如我們現在所看到的，這一觀察具有深遠的影響。

下一個重要的觀察結果是：*將頭部向後仰會影響他的整個身體結構。*

亞歷山大進一步實驗，他注意到刻意的挺胸會導致脊柱弓形的增加，這反過來又使他的背部變窄。這讓他得出一個結論：*他注意到他不僅錯誤使用了特定部分（正如最初假設的那樣），而是他的整個身體。*

然後，他檢查了彎腰駝背和抬頭挺胸對他聲音的影響。他發現，最好的結果（即他聲音最不沙啞的時候）發生在他抬頭挺胸的時候。然而，在他*嘗試*這樣做時，他發現自己更常彎腰駝背而沒有抬頭挺胸。為了尋找對此的解釋，他發現自己有低頭和駝背的習慣。因此，他意識到，為了保持延長的身體結構：*他必須將頭向前和向上移動。*

亞歷山大相信他終於解決了他的問題，但事實並非如此。當他朗誦時，當他試著將頭向前和向上抬起時，他注意到他仍然抬起胸膛，拱起脊柱並縮小背部。這讓他懷疑，他*認為自己*在做什麼和他實際上在做什麼，是完全不同的兩回事。

在這個階段的過程中，他放了另外兩面鏡子在原本鏡子的兩邊。在這兩面鏡子的幫助下，他可以看出他的懷疑是有道理的，當他試圖保持拉長身材並同時說話時，他實際是將頭向後仰（而不是像他打算的那樣，把頭向前移動）。他剛剛偶然發現了他後來稱之為的「錯誤的身體感覺認知」。

錯誤的身體感覺認知（Faulty Sensory Appreciation）

簡單來說，這意味著感官回饋系統告知我們，我們在空間中相對於地球的位置，有時可能是靠不住的。這也適用於我們身體的一部分與另一部分的關係。就像亞歷山大的情況一樣，我們*覺得自己*正在做的事情實際上可能與我們實際正在做的事情相反。這可能是學習該技巧時，最大的陷阱，我稍後會回到這個主題（見第六章）。

亞歷山大對於這一點感到非常不安。儘管他已經找出問題的根源，並相信也已經找到矯正的方法，但卻無法使用那些方法，因為他無法執行他打算採取的行動。他仔細審視了情況，決定除了堅持下去之外，別無他法。

他繼續月復一月地對自己進行實驗，有成功也有失敗。他開始注意到大量的過度肌肉緊張，尤其是他的腿、腳和腳趾。他的腳趾收縮並向下彎曲，使他的腳過度拱起，並將身體的重量偏到腳外側。這對他的整個平衡產生了不良影響。亞歷山大越來越確信，他的腿和腳的異常的肌肉緊張程度與他的失聲有間接關聯。

理性意識引導原則（意向）（Directions）

亞歷山大慢慢意識到，他迄今為止的努力是錯誤的，這導致他對自己提問：「我一直依賴的、給予身體的指令是什麼呢？」他不得不承認，他從未想過自己如何引導自己，而是以一種對他來說自然而然的方式使用自己。

他停了下來，檢查了到目前為止獲得的所有資訊。他指出的具體問題是：

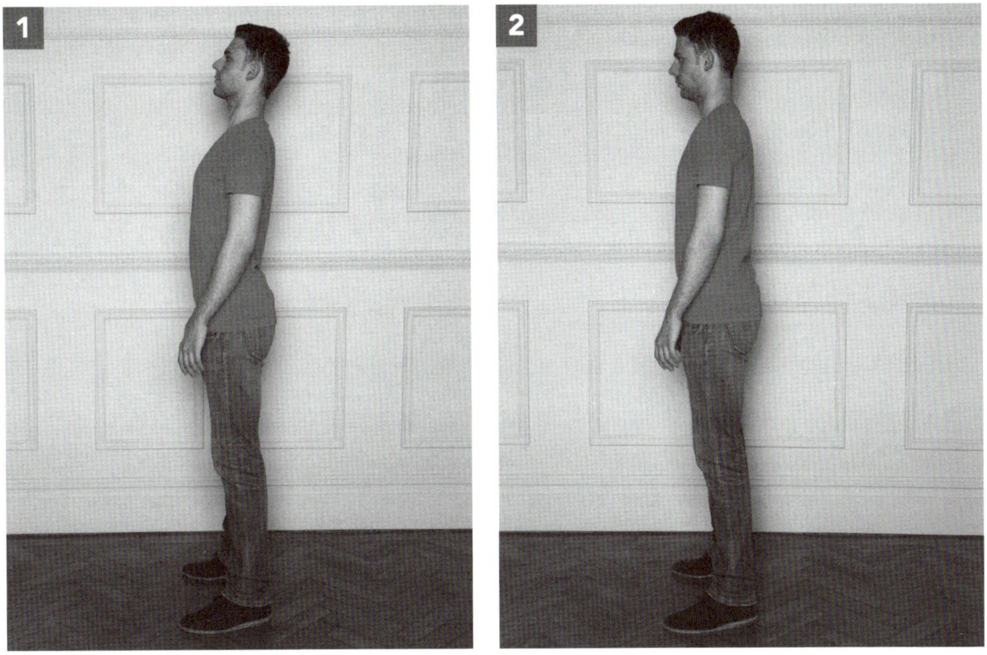

- 當覺得自己把頭向前伸和向上抬時，實際上頭卻向後和向下移動，這證明有特定部位的動作被誤導了，這種誤導與他不可信的感覺有關。
- 這種誤導是無意識的，連同相關的不信任感，已成為他習以為常、使用自己的習慣。
- 這種無意識的誤導導致了他以錯誤的習慣使用自己，特別是對他的頭部和頸部的錯誤使用，造成他錯誤的使用聲音。換句話說，這種誤導是刺激他使用聲音的的本能反應。

1. 試圖站直往往會導致一個人實際上向後仰斜。
2. 人們經常發現，當站直時，他們覺得自己太向前傾。

下一步是發現需要往哪個方向來實現以新的及改善頭部和頸部的使用方式，從而間接影響喉嚨、呼吸和身體的其他機制。

亞歷山大看到，如果他要在使用自己的聲音時做出令人滿意的反應，他就必須用一種新的、有意識的（理性的）方式來使用自己，取代他舊的本能（不合理的）習慣。在朗誦時，他開始有意識地「指導」自己，以糾正他舊有的不適當習慣。他立即經歷一系列令人吃驚和意想不到的經驗：

- 他發現在合理和不合理的指令之間，沒有明確的分界線。
- 他成功地以一種新的改良方式使用自己，直到他說話的時候，他又回到了原來的使用習慣。
- 一旦他試圖達到目的（即朗誦），他無意識的習慣就會支配他的理性指令，他稱之為「命令」。

亞歷山大對這些發現感到非常失望。儘管他從實驗中獲得了許多發現，但他似乎無法改變他在朗誦時使用自己的方式。在惱怒中，他放棄了試圖「做」任何事情來達到他的目的，他終於明白，如果他要控制自己本能的無意識習慣，首先，他必須立刻拒絕「做」任何事情，拒絕對說話的刺激做出反應。他稱之為「克制習慣反應」。

克制習慣反應（Inhibition）

亞歷山大意識到，透過放棄，不嘗試做任何事情，僅僅考慮自己意念的方向，他就實現了他多年來一直試圖做的事情。換句話說，只要以意念想著他的頭向前和向上，他就阻止了頭部向後仰的習慣，進而，又拉長了他的身長，對他的喉嚨和聲帶產生了有益的影響。亞歷山大最終想出了一個計畫，包括使用克制習慣反應和理性意識引導原則（意向），他一遍又一遍地練習，直到產生他一直在尋找的結果。

此時他寫道：

在我為這個計畫工作了相當長的時間之後，我擺脫了在朗誦時回復到錯誤習慣的使用方法的傾向，這對我的身體運作產生顯著的影響，使我確信我終於走上了正確的道路。因為一旦擺脫了這種錯誤使用的傾向，我也擺脫了喉嚨和聲音的問題，以及從出生起就困擾著我的呼吸與鼻腔的問題。

因此，正如經常發生的那樣，亞歷山大幾乎是偶然地發現了一些關於身體功能的關鍵資訊，以及我們如何干擾身體許多自然運作的過程，甚至在沒有意識的情況下這麼做。當亞歷山大第一次注意到他藉由向後仰和向下低頭來干擾他的身體反射時，他認為這是一種個人的特質。後來，透過教導別人，他意識到，實際上這種干擾對整個現代文明社會而言，是種普遍現象。

發展技巧

在找到解決問題的方法後，亞歷山大成功「治癒」自己的消息，很快就傳開了，許多演員和朗誦者開始尋求他的建議。他開始意識到，在雙手的溫和引導下，他可以矯正別人各式各樣的身體不適。

雖然恢復了表演和朗誦的職業生涯，但他也開始招收學生，並在專業的基礎上教導他們他的技巧。在教學方面，他的弟弟亞伯特·雷登·亞歷山大（Albert Redden Alexander）加入了他的行列，他們一起制定了各種步驟和指導說明，這些步驟和指導說明被納入了該技巧。兩兄弟一起在雪梨和墨爾本任教了大約六年。

這種技巧隨著重點從聲音發展開始，轉移到整個身體的反應控制後持續成長。幾位醫生開始將他們的病人轉介給亞歷山大兄弟。其中一位是雪梨著名的外科醫生 J.W. 史都華・麥凱（J. W. Stewart McKay）博士，他說服亞歷山大去倫敦，以便將這項技巧帶給更多社會大眾。

一九〇四年春天，他永遠離開了澳大利亞，在麥凱博士的介紹下，他很快在維多利亞街開設了一家診所，後來搬到了倫敦市中心的阿什利廣場（Ashley Place）十六號。

亞歷山大很快確立了他的教學方法，並成為一位受人崇拜的人物。他教過許多傑出人士，其中包括蕭伯納（George Bernard Shaw）、阿道斯・赫胥黎（Aldous Huxley）、演員亨利・歐文爵士（Sir Henry Irving）、諾貝爾生理學和醫學獎得主查爾斯・謝靈頓爵士（Sir Charles Sherrington）以及解剖學家和生理學家伊・科希爾（E. Coghill）教授。

亞歷山大繼續在倫敦執業，直到一九一四年戰爭爆發，他啟程前往美國並在那裡設立機構教導他的技巧。有一段時間，他在英國和美國之間往返度過了六個月。一九二五年，他回到倫敦定居，並成立了一所學校，教導兒童他的技巧。這所學校一直持續到一九三四年，之後它搬到了肯特郡的貝克斯利。

亞歷山大技巧培訓課程

當亞歷山大滿六十歲時，他受到來自各方的壓力，要求他為教師建立一所培訓學校，以防他在沒有留下繼承人繼續教導他的技巧之前離世。一九三一年，他在阿什利廣場的家中開設了第一堂亞歷山大技巧師資培訓課程。他持續私下授課和培訓師資，直到一九五五年十月過世。

自他去世以來，該技巧在全世界廣為人知，因為越來越多人轉向它，希望在所有其他方法都失效的情況下，能找到解決問題的方法。

3

亞歷山大技巧的優點

我們已經注意到，且越來越感到驚奇，
諸如在高血壓、呼吸、睡眠深度、
身心靈整體的愉悅性和思緒清晰度、抵禦外界壓力的能力，
以及演奏樂器的精湛技能等方面，
都有非常顯著的改善。

一九七三年諾貝爾醫學和生理學獎得主
尼古拉斯・廷貝亨（NIKOLAAS TINBERGEN）教授
獲獎感言

亞歷山大技巧是一種非常簡單且深刻的方法，可以在我們進行眾多日常活動時，更加了解身體的平衡、姿勢和協調性，使我們能更加意識到多數人在不知不覺中已承受的過度肌肉緊張。這種未被發現的緊張，經年累月的累積，往後的生活可能會導致肢體僵硬、疼痛甚至畸形，我們經常錯誤地將其視為老化過程中，不可避免的一部分。

首先，我們很難理解我們所認為理所當然的身體退化現象，其實它既不是正常現象，也不是不可避免的。而且，因為我們被引導相信我們的許多疼痛和痛苦是由一般磨損所引起，我們之中的許多人幾乎沒有為那些症狀尋找補救措施。我們毫不遲疑地忍受那些不適，而當醫生說：「這就是你這把年紀該有的症狀」時，也僅僅只是證實了我們原有的想法。

不久前，有位五十多歲的女士來找我上亞歷山大技巧課程。她因為右膝蓋非常疼痛去看醫生，經過多次檢查後，醫生向她解釋說，她患有膝蓋關節炎。她要求醫生解釋什麼是關節炎，醫師說關節炎是關節受到正常磨損，而由於她已經超過五十歲，必須接受關節炎的現狀。她很困惑的對醫生說：「但我有兩個膝蓋，據我所知，它們都是一樣的年齡。為什麼一個磨損和撕裂，另一個完全沒事？」從她在亞歷山大課程中能看出她有用右腿站立的習慣，這就是問題的根源。她學會了均衡地使用雙腳站立，很短的時間內，膝蓋的疼痛就消失了。

我們的許多疾病都是由姿勢不良所直接引起或轉趨惡化的，如果在一生中我們以協調的方式使用自己的身體，這些是可以避免的。痛苦是大自然最後採取的手段——它要告訴我們，我們的身體有些不對勁的地方。然而，早先的時候，已出現許多其他訊號，我們要麼試圖忽略，要麼沒有意識到。而且，即使我們非常痛苦，也不會想要傾聽我們的身體試圖告訴我們的，而是試著使用各種止痛藥來壓制症狀。

如果我們捫心自問，是什麼導致現代文明中這麼多肉體上的痛苦，那麼我們可能會了解如何以一種壓力較小的方式坐下、站立或行動，好減輕我們的疼痛。

如今，良好的姿勢很少見。我們支撐身體的方式是過去生活經驗積累的結果——身體、情緒和心理。我們被困在某些姿勢裡，沒有意識到我們既有的僵硬姿勢是不自然的，或者它可能導致未來健康情況不佳。這方面的一個例子是憂鬱症。人們可以看到，那些習慣於癱坐的人最終可能會在某個時候患上憂鬱症；然而，如果他們能以更挺直或平衡的方式站立或坐著，他們就不太容易患上憂鬱症。

我們的姿勢隨著年齡增長而改變的因素

- 在學校久坐。
- 缺乏運動。
- 我們的恐懼反射不斷受到不適當的刺激。
- 我們經常必須快速地完成任務。
- 我們在小時候和工作中被教導要以目標為導向的態度。
- 對活在當下明顯缺乏興趣。
- 身體和心理已養成的習慣。

在學校久坐

一個孩子在他的早年能自由且自然地移動。如果你觀察一個四歲孩子的姿勢和一個十六歲青少年的姿勢，你會發現非常明顯和驚人的差異。四歲的孩子能以自然和輕鬆的方式保持挺直的姿勢，而十六歲

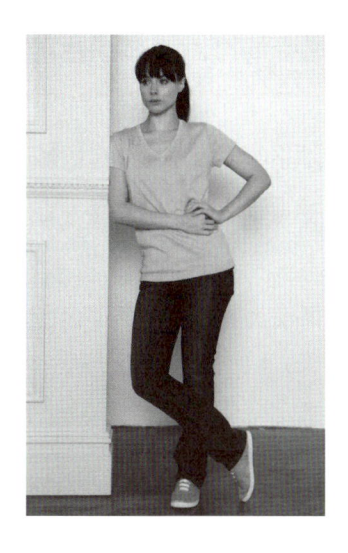

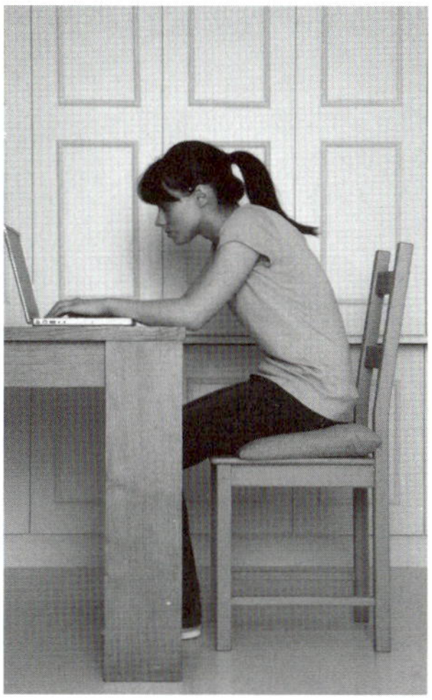
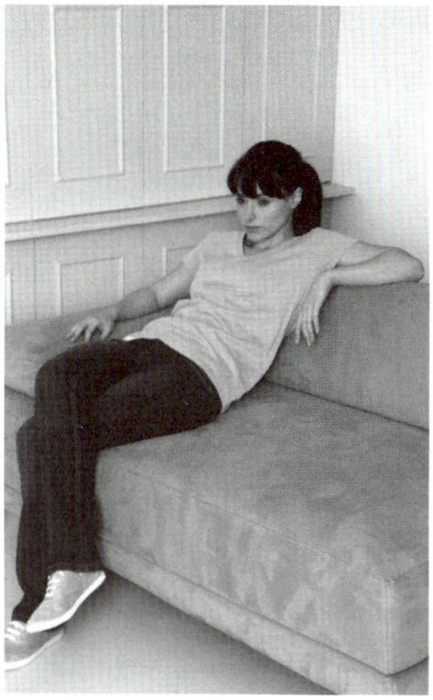

我們坐著和站著的許多方式，都會使肌肉系統承受不必要的壓力。

的孩子比較會駝背，為了站直或坐直，他的下背部總是緊繃的。這將導致整個身體結構的縮短。

這個過程通常在上學後的幾個月內開始。任何小學老師都會告訴你，年幼的孩子不想坐著不動，但這是維持課堂秩序的唯一方法。坐一會兒是可以的，特別是當這是孩子的自由選擇時；但孩子必須坐著的時數，隨著年齡的增長而增加，直到十幾歲的時候，當寫家庭作業、坐在電腦前和看電視的時間都考量在內時，孩子每天可以坐多達十個小時。這對下列兩方面是有害的：

- 長時間身體保持靜止不動，會使許多肌肉疲勞並導致肌肉緊張。
- 一般來說，椅子的設計沒有考慮到人體結構力學。每個人的自然傾向是坐在椅子或沙發上，且時常癱坐在椅子上。

同樣重要的是要意識到，脊柱在坐著時所承受的壓力，幾乎比維持任何其他姿勢時都要大。

如果你仔細觀察孩子，你會發現，每當他們開始分心時，就會陷入椅子裡。由於我們坐著的時間過長，這種頹廢的姿勢成為常態，並因此成為我們習慣的生活方式。

一個普通孩子從五歲開始上學，十八歲離開學校，這段時間可能已經坐了超過兩萬小時。

缺乏運動

這種由於長時間久坐而缺乏運動的情況，不會在我們離開學校後停止。我問過來自各行各業、成千上萬的人，「你每天平均坐著的總時數是幾小時？」答案從四小時到驚人的十四小時不等，平均每天超過十小時，這幾乎是我們清醒時的三分之二時間。

正因為我們許多人很少讓肌肉發揮它們最大的能力，以至於我們開始慢慢失去大部分的靈活度，直到我們最終在年老時，幾乎無法動彈。然而，即使在八十五歲時，亞歷山大仍然可以用一條腿完美平衡，而將另一條腿抬放在一公尺（三英尺）高的椅背上，這是大多數三十多歲的人都會覺得困難的壯舉。

我們的恐懼反射不斷受到不適當的刺激

在我們整個童年時期和成年生活中，都有過感到退縮的經歷。這些包括被父母、老師和雇主責罵，被同齡族群嘲笑，被朋友和親人拒絕。這些事件，如果經常重複，會導致我們變得過度內向，最終我們會採取反應著我們防禦態度的姿勢。這種姿勢，即使最初所造成的原因停止，仍將持續一段很長的時間。防禦姿勢——駝背或肩膀內彎、身體軀幹塌陷和頸部肌肉的過度緊張——這很容易辨別。

我們經常必須快速地完成任務

我們經常必須在規定的時間內完成許多活動，遠遠超越前幾代人完成那些活動的速度。這肯定會導致焦慮和緊張，如果這種情況不斷重複，便會導致我們採取某些姿勢，以反應這些焦慮和緊張。

我們在小時候和工作中被教導要以目標為導向的態度

亞歷山大詳細地談到了關於「目標導向」的主題。他把文明人稱為追求最終目標的種族。他的意思是，我們往往對實現一個目標，比體驗我們在達到這個目標的方法或過程更感興趣。正因為如此，我們的姿勢和協調能力，即使在執行最簡單動作的過程中，也會受到嚴重影響。令人難以置信的是，聰明的人類在做像起立這樣簡單的動作時，對整個身體施加了多麼大的力量，只因為他們對達成最終結果比他們應該如何做這樣的動作更感興趣。如果對施力不加以控制，將導致往後的生活，在做某些姿勢時，感到困難。

對活在當下明顯缺乏興趣

對活在當下缺乏興趣，主要是由於我們習慣於不斷展望未來所造成的。社會鼓勵我們總是想要更多，總是展望未來，這麼一來，生活將如得到承諾般地更加充實。例如，在耶誕節前好幾個月，我們已經被耶誕節的廣告轟炸；然後在耶誕節當天，誘人的夏日假期廣告開始了。

身體和心理已養成的習慣

我們的身體和心理都有些已經養成的習慣，其中大部分存在我們的意識層面之下。這些習慣對我們來說感到舒適，因此很難改變；所以新的生活方式一開始可能會讓人感到奇怪。然而，這些習慣往往會使我們整個人失去平衡，我們可能很快就會開始恢復僵硬的姿勢，並固定在一種或另一種姿勢上。

姿勢是一個不斷變化的過程，取決於我們在空間中的位置。可以說，「不良的姿勢」是一種固定在同一個地方的姿勢，而「良好的姿勢」是一種隨著身體不同的心情和動作而變化的姿勢。僵硬的姿勢可能會造成的影響為：

呼吸短淺

當然，這將影響整個身體系統，因為身體的每個器官都需要氧氣。

過度疲勞

保持特定姿勢需要不斷地花力氣，這會耗盡我們的精力，而這些精力可以用來做我們喜歡的事情。

壓力

我們全身系統將處於持續緊張的狀態，最終會造成疼痛。

憂鬱症

眾所周知，許多憂鬱症的人，往往有非常明顯的垂頭喪氣的姿勢。

姿勢不良的起源

可能早在五、六歲時，孩子的姿勢就開始變得不正確，到了九歲、十歲時，美麗挺直的身體姿勢開始減少。孩子為對抗一個充滿敵意世界的防禦姿勢被及時凍結，此時可能已經種下了未來健康不良的種子。在許多成年人身上，可以清楚地看到，長年累月地在學校課桌上彎腰所造成的影響，表現為圓背或駝背。許多疾病和常見的身體不適，都是由我們在無意識情況下所承受的緊張而引起或惡化的。

誤用我們身體的代價是巨大的，不僅對我們個人，對社會也是如此。例如，每年光是因為背痛所造成的生產力損失就高達數百萬美元。顯然，認真地重新思考是有必要的；但不幸的是，我們在生活中的許多領域，似乎都缺乏常識。如

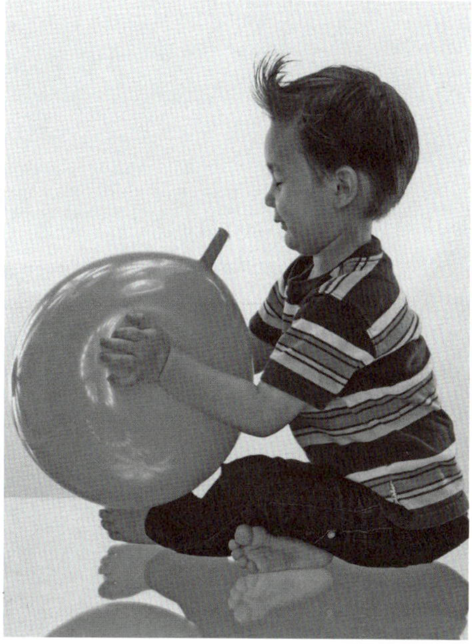

幼兒的背部幾乎總是筆直，且毫不費力地呈現一直線。

小叮嚀

在這個階段，重要的是要注意，較優良的姿勢只是練習亞歷山大技巧的副產品，而不是像許多人認為的那樣，以為這就是練習本身的目的。透過釋放肌肉緊張，我們整個身體才有機會更自然地工作，從而恢復童年時期失去的自然的姿勢和自在的活動。

果有一天你回到家，發現天花板滴水，你不會只用紙覆蓋濕透的部分；你會找出漏水的原因，以防止問題變得更嚴重。那麼，為什麼當涉及到健康時，我們只關注於疾病的症狀，卻很少探討造成這麼多疾病的根本原因呢？

答案是，我們根本不知道該從哪裡開始，這就是亞歷山大技巧的用武之地。

日常生活的壓力

這一節中，我希望闡明亞歷山大的發現，如何對我們的日常生活產生用處。正如你所記得的，他的嗓音問題源於不必要的肌肉緊張，當他對朗誦的刺激做出反應時，就會發生這種緊張。今天，我們受到來自四面八方的刺激轟炸，因為我們周圍的世界發展得如此快速。我們的自動反射系統，不斷地承受壓力，好跟上持續成長的生活節奏；我們經常覺得沒有時間在行動之前思考。出於這個原因，我們開始以無意識的、習慣性的方式運作。

我們很少停下來思考，是否有一種更簡單或更合適的方法來完成即使是最簡單的任務，通常我們完全沒有注意到身體開始累積嚴重的緊張，直到我們開始感到疼痛。一個很好的例子是，學開車的駕駛，他過於用力地緊握方向盤，以至於下課後他的雙手感到疼痛。他沒有意識到肌肉系統的過度活動，是完全不必要和不適當的。由於現代生活對我們提出龐大的需求，使我們累積了壓力，而這些壓力大部分都被忽略了，也因此未被處理。

我們把生活變得比它實際情況複雜許多。想一想像購物這樣一個簡單的任務，變得多麼緊張。我們開車到商店，繞了十分鐘尋找停車位，然後當看到有人占用了我們一直在等待的停車位而感到沮喪。當我們最終找到一個車位時，通常只剩下有限的時間購物；所以，如果有什麼事情耽擱了，我們必須在收到罰單之前趕回停車處。同樣的，想想讓孩子準時上學，我們都見過一早站在學校外面疲憊不堪的父母。多數孩子的時間觀念與成年人完全不同，所以父母不得不一直叮囑孩子準時，這對父母和孩子來說都是一種壓力。

日常生活有無數的情況使我們感到壓力，而這種壓力會傳遞成為肌肉緊張，若放任不管，可能會導致許多與壓力有關的疾病，包括高血壓、心臟病、緊張性頭痛、骨關節炎和背痛，僅舉幾例。我們花在藥物上來對抗經常是由我們自己所引起的疾病，是筆龐大的開銷。

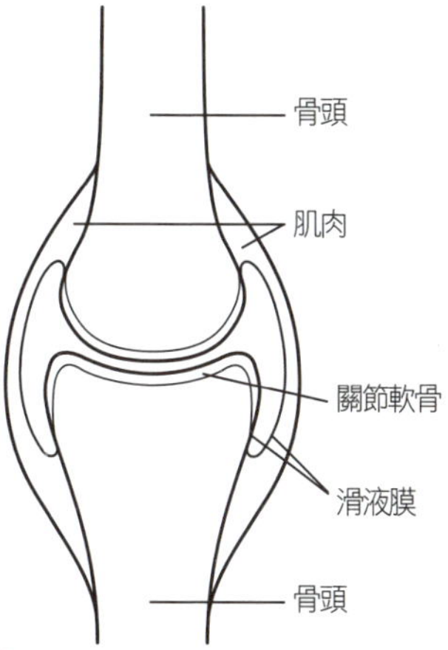

健康膝關節

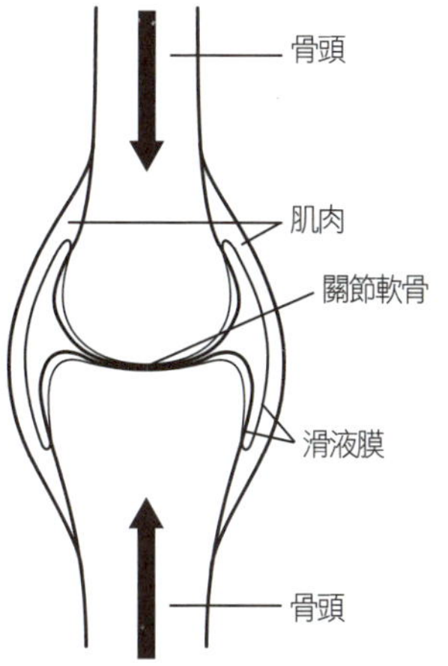

關節炎的關節。肌肉過度緊張，會導致骨頭被拉聚在一起，最終導致關節磨損。

透過亞歷山大技巧能得到幫助的常見健康問題

高血壓

高血壓是血壓升高，升高到有損傷心臟或引起中風風險的程度。造成高血壓的病因尚不清楚，目前通常被認為發生在較小的動脈痙攣時。人們認為這種痙攣是由腎上腺素所造成的，而腎上腺素是由情緒、心理或身體緊張所產生的。

在 1960 和 1970 年代，弗蘭克．皮爾斯．瓊斯（Frank Pierce Jones）教授在美國塔夫茲大學進行了一系列研究，使用肌電圖和肌電圖設備證明亞歷山大技巧可以顯著降低壓力程度。這對許多降血壓藥物而言，顯然是具有吸引力的替代品，因為亞歷山大課程不僅不會產生不良副作用，而且這些課程可能比許多昂貴的降血壓藥物便宜。

冠狀動脈血栓

冠狀動脈血栓，通常稱為心臟病發作，是因為其中一條冠狀動脈的主要分支變窄所引起的。這種血管狹窄可能是由於圍繞該特定動脈的肌肉過度緊張所引起。威爾弗雷德．巴洛（Wilfred Barlow）博士在他所著的《亞歷山大原理》（*Alexander Principle*）一書中指出：

> 我看到很多人患有冠狀動脈血栓，但還沒見過任何患者的上胸部沒有明顯隆起和過度收縮的病例。我認為至關重要的是，應教導這些患者釋放胸部的緊張，並改善他們一般使用胸部肌肉的方式。

胃腸道疾病

胃腸道疾病在與壓力相關的疾病清單上名列前茅。

在這方面的一個例子是胃潰瘍，這是一種極其痛苦的疾病，通常與高壓職業有關，使人們不斷承受過度的壓力。潰瘍或類似疾病通常會在短時間內形成，作為要我們放慢速度的訊號。

亞歷山大技巧的主要目的之一，就是幫助我們放慢速度，透過放慢速度，將能完成更多的事情——想想「欲速則不達」這句話。

緊張性頭痛

緊張性頭痛在現今極為常見。它們通常是由頸部和肩部肌肉（胸鎖乳突肌和斜方肌）過度緊繃所引起。根據我的經驗，學習亞歷山大技巧中，原本患有頭痛的學生說，疼痛很快就會變得不那麼劇烈，頭痛也不那麼頻繁發作了。

根據我的經驗，當一個學生因為頭痛來找我，一旦他們能夠放鬆適當的肌肉，疼痛往往在課程結束時就消失。

偏頭痛

數以百萬計的人患有這種疾病，雖然這種情況通常與荷爾蒙失調有關，但許多人可以透過學習釋放停留在他們頸部、頭部、肩膀和臉上的壓力得到幫助。

醫學界指出，雖然偏頭痛是由於體內化學物質失衡所引起，但處在有壓力的情況下，像是焦慮、嘈雜噪音、身心疲勞、情緒沮喪和憂鬱等，都會引起偏頭痛或使偏頭痛更嚴重。

失眠

失眠通常是由某種形式的焦慮所引起的。患有這種疾病的人，往往思維過度活躍——他們擔心日間事務的細節，當他們無法入睡時，因此變得更加惱火。

透過練習亞歷山大技巧，他們可以釋放多年來所積累的大部分緊張情緒，因此亞歷山大技巧能幫助他們感到更平靜，能睡得更好，從而打破失眠的循環。

骨關節炎（退化性關節炎）

骨關節炎是用於構成關節的骨頭的慢性退化和最終畸形的術語。這可能是由於連接兩塊骨頭的肌肉，經常過度緊繃所引起的。

正如從第 53 頁的插圖中可以看出，肌肉縮短到如此程度，以至於兩塊連接的骨頭相互摩擦並開始磨損。試想一下，需要多大的張力才能侵蝕像骨頭一樣堅硬的物質。

然而，重要的是要注意，一旦肌肉能夠再次伸展，骨頭就會恢復到原來的位置（如第 53 頁的插圖所示）；並且由於骨頭是活組織，它可以再次自我修復。因此，關節炎患者一旦開始意識到並釋放他們無意識地保持的肌肉緊張，就可以感受到緩解。

氣喘

氣喘是一種常見的呼吸道慢性發炎疾病，並具有反覆出現的症狀，例如呼吸困難和細支氣管壁肌肉收縮。症狀包括喘息、咳嗽、胸悶和呼吸急促。

透過釋放緊張，氣喘患者可以學習如何以不同的方式呼吸，我所教過的許多人，已經減輕或消除了氣喘和其他呼吸問題所造成的影響。事實上，亞歷山大本人也有呼吸問題，他在發展他的技巧時治癒了自己（見第十三章。）

背痛

背痛是當今社會最常見的疾病之一。在英國，每年因背痛而損失一百一十億個工作天。大約百分之八十五的美國成年人，他們在人生中的某個時間點會遭受背痛的困擾。因為很多人都受到背痛的影響，所以我用了一整章來討論這個主題（見第十二章）。

我們生活中的大多數問題都源於一個簡單的事實，即我們在執行任務時，很少全然專注在當下；我們通常完全在思考其他事情，亞歷山大稱之為「分心的習慣」。除非我們開始專心於我們所執行的每個動作，否則不可能將該技巧付諸實踐。隨著二十一世紀生活壓力的增加，對我們身心的要求也越來越高，也許值得記住這句話：「不論誰贏得了老鼠賽跑，到頭來仍然是一隻老鼠！」

預防疾病

值得一提的是，儘管大多數人在感到疼痛之前不會求助於亞歷山大技巧，但健康的人也可以從中受益良多。它不僅會帶來身心輕鬆和意識提高，還有助於預防前面提到的許多健康方面的問題。隨著我們周圍壓力的增加，找到一種確實可行的方法，來幫助我們意識到並釋放每天累積的許多緊張情緒，是至關重要的。

現在有越來越多的壓力管理課程和放鬆課程可供選擇，但許多人幾乎從未找到最初使我們感到壓力的根源。在西方世界，我們有保險

減輕壓力

很明顯的，我們大多數人都無法改變我們的生活方式。孩子們仍然需要準時上學，帳單仍然需要支付，而我們仍然需要執行可能帶來壓力的任務。然而，我們可以選擇，不要以對我們健康不利的方式，對無處不在的刺激做出反應。你可以透過下列練習來開始：

給自己充裕的時間抵達要去的地方。盡量不要把事情留到最後一刻，尤其當遲到必然會引起緊張的時候。

盡可能避免設定最後期限。不要把自己綁在一個特定的時間。例如，說「我會在八點半到九點之間和你見面」，而不是「我會在八點四十五分和你見面」。試著記得，生活不是種緊急情況！

留些時間給自己，不要把自己累垮。每天留出一些時間做你真正喜歡做的事情。試著傾聽自己的身體，因為我們的身體會在生病前給我們很多跡象。值得記住的是：「人類說時間流逝。但時間告訴我們，逝去的是人類。」

充實地過好每一天。好好關心當下的自己；昨天無法被改變，明天還沒到來。請記住，我們唯一擁有的時間就是今天。湯瑪斯．卡萊爾（Thomas Carlyle）曾經寫道：「我們首要的任務不是去遙望遠方模糊不清的事物，而是著手眼前清晰可見的事物。」

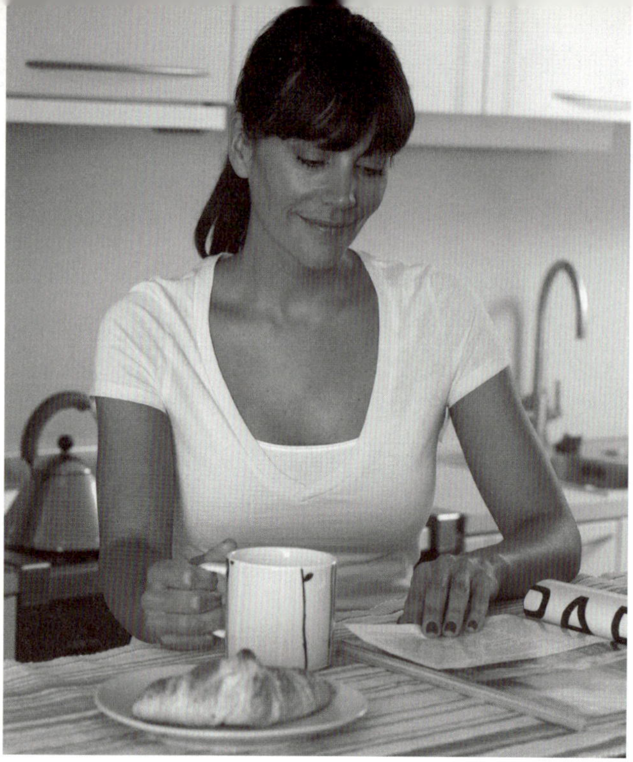

慢慢享用食物和飲料，
可以顯著減輕壓力。

鍛鍊

停下來，什麼都不做

1 減少肌肉緊張的第一件事，是每天停下來至少幾分鐘什麼都不做，只和自己相處。透過這種方式，你可以在緊張或肌肉拉傷加劇並導致身體發生問題之前，開始注意到它。一天中只要抽出十分鐘的時間獨處——不管你是坐著還是躺著，在這段時間內，最好不要打開收音機或電視，並避免任何其他的干擾。

2 練習和你的思緒獨處。透過這種方式，你可以開始意識到全身過度緊張的肌肉。起初，這十分鐘會讓人感覺無止盡，但當你習慣了一天中這個安靜的空檔時，十分鐘很快就會過去。

3 一開始很難放下你所有的責任，但它們都會在適當的時候得到照顧——我們忘記了照顧好自己是我們最重要的責任之一，而這個責任常被忽視。

案例故事

帕特．文斯（Pat Vince）
年齡：58 ｜職業：銀行職員

當帕特開始亞歷山大課程時，她患有頸部骨關節炎、眩暈以及高血壓。她嘗試了一切，包括整骨醫生、整脊師、物理治療、牽引療法和止痛藥。她分享關於她對這項技巧的體驗，她是這樣說的：

「我對亞歷山大技巧一無所知，並抱著某種程度的懷疑看待它。由於我過去的經驗，當開始上課時，我並沒有抱太大希望。我主要的目的是想緩解多年來的背痛，但我對課程會有多大幫助，並不太樂觀。我也對這門技巧，對於緩解緊張、憂慮和高血壓所可能產生的幫助感興趣。

現在將近一年過去了，我每週參加一堂課和一個週末的研討會，沒有上私人課程，我已經被這項技巧脱胎換骨。我發現背痛得到了很大的緩解，緊張和憂慮減少非常多，我的醫生甚至不再測量我的血壓。

我越來越瞭解我身體的運作，並開始以更有效益的方式使用它。我開始意識到，當身體的某些部分變得緊繃時，我現在知道如何「放鬆」它們；當我的身體説它已經受夠了時，我能夠把事情留到明天再做，而不是堅持今天必須完成。我上的關於造成憂慮的原因和改善方法的課程是最有益的，及心理學上使用思考來改變身體，有助於減少我心中持續的緊張情緒，結果我變成一個不那麼緊張的人，我的很多擔憂都消失了。

我意識到還有很多東西要學，但對於到目前為止所獲得的好處，感到非常滿意。」

政策來保護我們免受生活中可能發生的外部變化的影響；然而，我們很少考慮保護自己免受導致如此多疾病的內部變化的影響。

有趣的是，許多年前，中國人只在身體健康時才付錢給醫生，而不是像我們今天所實行的那樣，人們在生病時才付費。因此，醫生有很大的動力讓他的病人保持健康。我們經常不重視自己的健康，直到生病時才開始重視，所以我們忽略了身體給我們的訊號。我們沒有意識到，如果我們以不同的方式使用自己，肢體的僵硬和不靈活，幾乎總是可以避免的。亞歷山大技巧有助於將我們從一生中所養成的習慣解放出來，進而更新我們的靈活度，讓我們能活動自如。

2

瞭解亞歷山大技巧

克制習慣反應

在刺激和反應之間，有一個空間。
在這個空間裡，我們有自由和權力來選擇我們的反應。
我們的回應反應著我們的成長和幸福。

維克多．弗蘭克（VIKTOR FRANKL）
《向生命說Yes》（*MAN'S SEARCH FOR MEANING*）

克制習慣反應也許是亞歷山大技巧所有原則中，最重要的一項。克制與意志完全相反，這是一個克制允許做出自動反應或習慣性動作的時刻。「克制」一詞，自從西格蒙德．佛洛伊德（Sigmund Freud）在他的精神分析著作中用來描述對行為或情緒的自我壓抑，該術語便以這種方式被普遍應用。然而，亞歷山大並不是這樣使用這個詞的。「克制」沒有壓抑的意思，只是去創造一個思考的空間。然而，「克制」在字典中的定義為：「抑制依本能而生的直接表達方式」。

亞歷山大意識到，為了在身體的使用上帶來理想的變化，他首先必須克制（或停止）他的本能，對特定刺激的習慣性反應。

透過在行動發生前暫停片刻，我們有時間使用我們的推理能力來選擇執行該行動最有效和最合適的方式。在刺激和反應之間創造一個空間的這個重要步驟，可以使我們在各個層面上，擁有自由選擇的權力。

在大腦被用作行動工具之前，它必須先被作為一個靜止的工具。直到我們做好充分準備，具有能延遲（暫停）我們反應的能力，那個所謂克制習慣反應的能力。這種在行動前停頓的這一刻，與凍結或壓抑無關，也不是指緩慢地進行動作。

本能的克制

自然和本能克制的最好例子之一是貓。即使在家貓第一次看到老鼠時，你也可以觀察到這一點。牠不會立即衝上去捕捉獵物，而是等到合適的時機，以獲得最高的成功機會。

貓會克制突發的慾望，並有意識地控制其對立即滿足自然食慾的渴望。

弗雷德里克．馬蒂亞斯．亞歷山大

鍛鍊

不要立即做出反應

1 每次電話或門鈴響起時，請先暫停兩秒鐘再接聽或應門。你可能會發現這個簡單的練習比乍看起來更難做到。

2 每當你發現自己處於激烈的討論或爭吵中時，試著從十倒數到一，然後再做出回應。這除了是一種有用的克制練習外，它還會讓你有時間思考真正想要傳達的內容。

3 選擇一項簡單的活動，例如清潔牙齒或洗碗，偶爾完全停止一兩分鐘，注意身體可能存在的過度緊張。你甚至可以在鏡子中看到緊張的部位。如果你連續幾天，每天都這樣做，可能會發現每天緊張的部位都一樣。意識到壓力是改變習慣的第一步。

4 在鏡子前放一把椅子。以正常的方式站起來和坐下去，看看你是否能注意到有任何習慣性的傾向（例如，任何一件每次都會發生的事），但如果你看不出來，也不用擔心。重複練習，但這次在執行動作之前，暫停一兩分鐘，讓自己有意識地拒絕以平常的方式坐下或站起。很快你就會發現，有許多不同的方法可以執行相同的動作。看看你是否注意到執行第一種和第二種動作的方式之間存在的任何差異。（你可能會在鏡子裡看到差異，或可能會在感官層面上感覺到差異。）

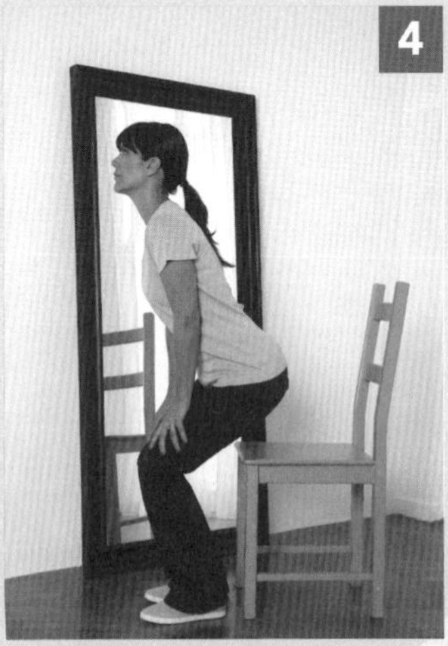

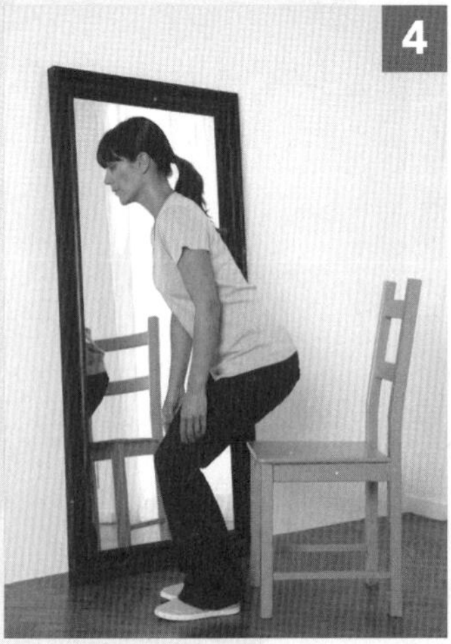

一個有趣的事實是，雖然貓是克制和控制的典範，但牠們同時也是地球上動作最快的生物之一。貓的停頓能力是本能的；換句話說，它是潛意識大腦的自動功能。相比之下，人具有這種受意識控制的潛力，這種差異界定了人與動物世界之間的明確界限。

亞歷山大堅信，如果我們要應付瞬息萬變的環境，就必須延遲對每天轟炸我們的許多刺激的即時反應。隨著我們直接依靠身體才能生存的依賴減少，我們的本能變得越來越不可靠；因此現在有必要透過使用克制習慣反應來運用我們意識的力量，以取代這些過時的本能。

有意識的克制

如果我們要改變對特定刺激的習慣性反應，我們必須做出有意識的決定，拒絕以舊有的自動和無意識的模式回應；也就是說，對我們根深蒂固的使用習慣說「不」。

透過克制最初的本能行為，我們可以選擇做出完全不同的決定。克制是練習這門技巧，必要也不可或缺的步驟，亞歷山大總結道：

> 歸根結柢，這一切都是為了克制對特定刺激的特定反應——但沒有人會從這種角度看待它。他們會認為這是以正確的方式起坐椅子。但事實並非如此，這是由學生決定，他將願不願意去這麼做。

有許多古老的諺語和格言指出了先思考後行動的智慧，包括：「以終為始」、「三思而後行」和「慢工出細活」。

如果你能阻止自己執行習慣性行為，那麼就已經成功了一半。避免做一個動作與實際做一個動作，同樣都是一種行為，因為在這兩種

鍛鍊

頸部張力

為了證明頭部在運動過程中，因頸部肌肉過度緊張而向後仰，請按照下列步驟練習：

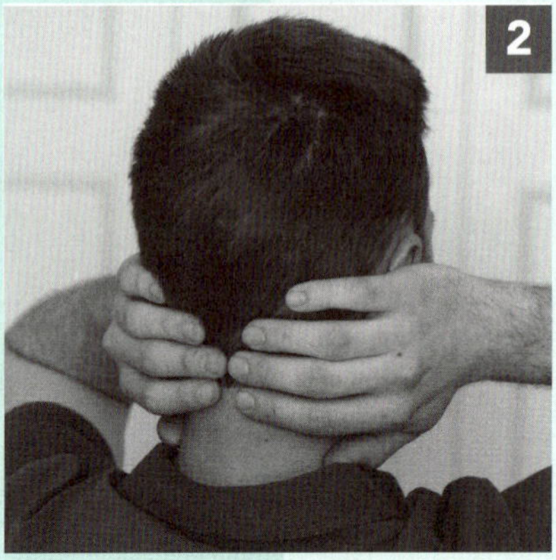

1 坐在椅子上。

2 將左手放在脖子左側，右手放在脖子右側，這樣兩隻中指在脖子後面（顱骨底部）相互輕觸到。

3 站起來。

4 然後再坐下。

5 當坐下或起立時，透過意識手指上的壓力，你將能檢測頭部是否向後仰。注意頭部後仰壓到手部的感覺。這表示頸部緊繃和頭部後仰。

6 練習幾次，你可能會在重複練習第二次或第三次時，注意到更多的緊繃感。

情況下，都會用到神經系統。不僅在行動發生之前，在任何特定活動期間，克制任何不良習慣和傾向也是可能的，而且這確實令人渴望。在第 66 頁和第 69 頁的練習將幫助你瞭解，當你不立即對某些刺激做出反應時的感受會是如何。

你可能需要進行上述練習幾次，才能意識到某些行為模式。

亞歷山大在自己身上觀察到的最明顯的傾向之一，是他一直緊繃的頸部肌肉。最初，他以為這種現象只是他的個人特質，但觀察後顯示，事實並非如此——頸部肌肉緊繃，幾乎是個普遍現象。

這種習慣導致頭部向後仰到脊柱上，從而壓迫椎間盤並縮短身體結構。這種持續在脊柱上施加向下的壓力，很可能是大多數人隨著年齡增長而「萎縮」的原因之一。頭部向後仰也會明顯地干擾亞歷山大所謂的身體的基礎控制。如前所述（見第 36 頁），這是一個反射系統的術語，它發生在頸部區域，並有能力控制所有其他反射，以協調和平衡的方式引導身體。它被稱為「基礎」，是因為如果這種反射動作受到干擾，全身所有其他的肌肉都會受到影響。

如果我們真的習慣性地把頭後仰並干擾了身體的基礎控制，那麼後果就非常嚴重了。我們的協調性和平衡感可能會受到嚴重的影響，而被迫以僵硬的方式保持身體平衡，以防止自己跌倒。換句話說，當我們開始行動時，我們實際上是在跟自己作對。

一位學習駕駛的學員，用一隻手緊握方向盤，就可能很難用另一隻手移動方向盤。作為一名駕駛教練，我遇到很多人認為方向盤的轉向機構有問題，因為方向盤不容易被轉動！他們完全沒有注意到，當他們緊緊抓住方向盤時，他們自己的手、手臂和肩膀的張力，阻止了方向盤的轉動。

實驗證明

一九二〇年代中期，烏得勒支大學藥理學教授魯道夫・馬格努斯（Rudolf Magnus）對探索生理機制對行動和健康所造成的影響產生興趣。馬格努斯對反射動作的核心功能感到震驚，其掌管著動物的頭部相對於身體其他部位及牠所處環境的位置。他與同事進行了一系列實驗，以確定全身姿勢反射的性質和功能。他寫了三百多篇關於這個主題的論文，指出頭頸反射是負責動物適應環境的中央控制機制，既可以為特定目的擺出姿勢，也可以在動物採取行動後，恢復到休息姿勢。

馬格努斯的實驗證實了亞歷山大二十五年前在自己身上的發現：所有動物的身體機制都是這樣建立的，即頭部引導運動，然後身體跟隨。回想起來，這似乎是一個顯而易見的說法，因為所有的感官都在頭腦中，如果我們依照自己被設計的方式來遵循我們的感官，那麼我們的頭腦就會自動帶路。這種現象在所有動物中都會自然發生，但人類除外，在人類身上可以清楚地看到，當動作發生時，頭部會不斷向後仰。

馬格努斯的另一個重大發現是他所謂的「翻正反射」（the righting reflex）。他注意到，在發生需要額外緊張的動作之後（例如，一隻貓跳到桌子上），一組「翻正反射」開始發揮作用，使動物（或人類）恢復到正常的姿勢。當這種矯正機制運行時，頭部、頸部和背部的關係是一個重要因素。因此可以說，當一個人的頸部肌肉僵硬與頭部向後仰和向下垂時，不僅身體的自然協調受到阻礙，身體也無法恢復到輕鬆和平衡的自然狀態。

> 人是一件多麼了不起的傑作！具有多麼高貴的理性，廣大的才能、儀表和舉止是多麼動人和令人欽佩，行為多麼像天使，領悟力多麼像聖神——真是世界之美，萬物之典範！
>
> 威廉·莎士比亞《哈姆雷特》

亞歷山大曾對上列引述提出評論，他說：

> 這段話，現在在我看來，似乎和我在自己和他人身上的發現相互矛盾。因為還有什麼比「人」更不具有「高貴的理性」，也不具有「廣大的才能」，儘管「人」有潛力，但在使用自己時卻會陷入這樣的錯誤，並以這種方式降低了一個人在試圖完成每件事情

的標準，這些有害的條件往往變得越來越誇張？因此，當今有多少人可以說，就他們對自己的使用而言，「儀表和舉止是多麼動人和令人欽佩」？我們還能再把人看作「萬物之典範」嗎？

然而，如果我們能夠克制這種無意識緊繃頸部肌肉的習慣，將使我們的整個身體能自由地進行動作，讓觀看和執行這些動作都一樣令人愉悅。

雅各·布羅諾斯基（Jacob Bronowski）認為克制習慣反應對整個人類來說是一種至關重要的能力，以至於他在著名的著作《文明的躍昇：人類文明發展史》（*The Ascent of Man*）中寫道：

> 我們是大自然的獨特實驗，目的是為了證明理性智力比反射動作更健全。這個實驗的成功或失敗取決於人類在刺激和反應之間，是否具有強制執行延遲的基本能力。

鍛鍊

你的手臂感覺如何？

1. 另一個可以嘗試的練習是站立，雙臂自然垂放在身體兩側。花點時間了解雙臂的感受。他們的感覺是一樣的，還是一隻手臂感覺比另一隻手臂更長、更重或更自由？
2. 不假思索地將一隻手臂往側邊平舉，使其與肩膀齊平。保持一兩分鐘，然後將手臂放下，回到身體旁邊。再用另一隻手臂做同樣的動作，但首先請先克制你的動作幾秒鐘，這樣你就可以在第二次平舉手臂時，注意到更多的細節。
3. 請注意，在進行此練習後，你是否能感覺到雙臂之間存在任何差異。通常人們在動作前休息一下，會感到手臂輕盈。重複相同的練習，但這次是反過來做，在舉起第一隻手臂之前，先略作休息。

5

理性意識引導原則（意向）

最明智的人遵循自己的方向。

尤里比底斯（EURIPIDES）

在亞歷山大多年實驗期間，他深入探討了如何引導自己的身體。他不得不承認，他從來沒想過在活動時是如何引導自己的。他習慣性地以對他來說「自然」和「正確」的方式來使用自己。在有效地防止了那些無意識的既定模式重覆發生，在刺激和反應之間保留了空間後，亞歷山大透過制定有意識的口頭指令，將它們發送到他以前無法控制的身體部位，來使大腦發揮作用。僅以意念「想著」肢體的方向真的很重要。我發現很多人試圖「執行」它們，但所做的任何事情只會增加肌肉緊張。

亞歷山大在他的《亞歷山大技巧：身心運用的優化之道》（The Use of the Self）一書中將「理性意識引導原則（意向）」描述為：

> 這個過程包含將訊息從大腦投射到身體的機制，並且傳導使用這些機制所需的能量。

引導自己的*特定*部位是可能做得到的（例如，你可以想著延長你的手指）或引導你的*全身*（例如，當你想著延長你的整個身體結構）。你也可以透過有意識地決定你要去哪裡，以及你打算如何到達那裡來引導自己。重要的是要意識到，給出這些「指令」是一種實際的體驗，你需要上一些亞歷山大的課程來學習如何對身體下指令。如果沒有先體驗過訓練有素的亞歷山大老師在課堂上所傳授的特定肌肉張力的質量，就很難給出這些指令。

基礎指令

亞歷山大意識到，造成許多問題的根本原因是，因為頸部肌肉過度緊繃導致對身體的基礎控制產生干擾，致使整個身體失去平衡。他意識到第一步也是最重要的一步，是給予必要的指示，以確保減少頸部區域的緊張，恢復身體的基礎控制的正常功能。

他設計的主要指令為：

准許頸部自由

以這樣一種方式

頭部可以向前伸和向上抬

為了

可以延伸和擴展背部

這些指令有許多細微的變化：

「准許頸部自由」有時會改為：

「讓頸部自由」

「想著頸部是自由的」

「想著釋放頸部肌肉」

「想著不要使頸部變僵硬」

「放鬆頸部」。（亞歷山大自己最初使用了這個指令，但當他發現他的學生有過度放鬆頸部肌肉的傾向時，他便改變了措辭。）

「頭可以向前伸和向上抬」經常被改為：

「想著允許頭向前和向上移動」

「讓頭向前伸和向上抬」

「允許頭向前和向上移動」

「想著頭不要向後仰和向下垂」。

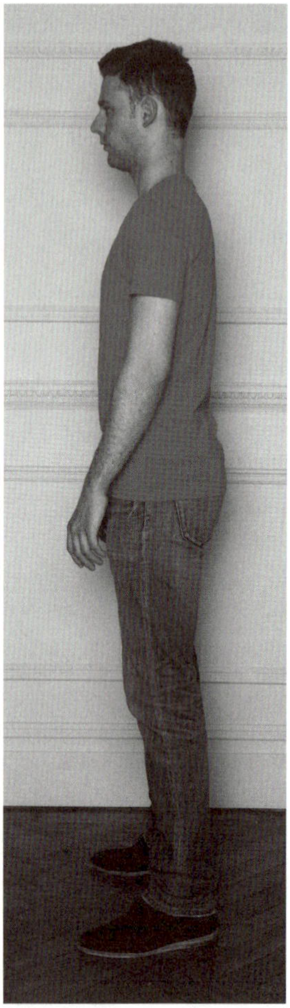

想著頸部是自由的，允許頭部向前伸和向上抬，能幫助身體保持平衡。

「可以延伸和擴展背部」也可以變成：

「想著背部延伸和擴展」

「允許背部變長和變寬」

「想著不要使背部縮短和變窄」

「讓整個身體在空間中伸展開來」。

讓頸部肌肉放鬆

這個指令消除一直存在於頸部肌肉中的過度緊張。如果頭部要在脊柱上方自由移動，以便身體的基礎控制能執行其自然功能，這點至關重要。這應該始終是給出的第一個指令，因為除非身體的基礎控制能夠組織身體其餘的部分，否則任何其他指令都將相對無效。

我發現提供學生真實的圖像非常有用。許多人發現，把頭部想像成一個充滿氦氣且向上漂浮的氣球非常有幫助。其他人則發現，將頭部想像成置於噴泉頂部的一顆精確平衡的乒乓球，也非常有用。

同樣重要的是，要了解當亞歷山大提到「頸部」時所指的是什麼。我個人不認為他指的是頸部肌肉或頸部的椎骨。雖然亞歷山大從未明確說過頸部的具體位置，但他總是表示頸部在遠離肩膀的高處，位於兩耳之間。

小叮嚀

重要的是要瞭解，你可能需要上一些亞歷山大課程來體驗本章中所描述的指令。開始去「執行」這些指令比僅用意念想著這些指令來得容易許多。對亞歷山大而言，「執行」這些指令被稱為「過於目標導向」（見第123頁），然而這對你而言，根本沒有價值。事實上，這很可能適得其反。

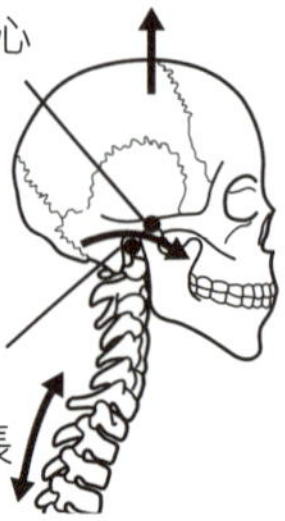

顯示頭部運動方向的
頭部圖示

讓頭部向前和向上延伸

這告訴你頸部需要哪種方式的自由。如果你只是想著你的頸部是自由的，而沒有任何合格認可的指示，你的頭很可能會向前和向下垂。這個指令可以幫助你保持頭部平衡，如此一來，當頸部肌肉放鬆時，頭部會稍微向前移動；這可以使身體保持平衡，或者能使整個身體動起來，使身體的機制自然而然地自由運作。

鍛鍊

頭部領導身體

1 看著你所選擇的一個物體。

2 在不將視線從物體移開的情況下，讓身體越來越靠近物體。

3 當頭部開始向物體移動時，讓身體的其餘部分跟上。這將向你展示頭部如何領導身體。

重要的是要確保你的頸部肌肉沒有緊繃及把頭向後仰，否則只有你的頭越來越靠近物體，但身體並沒有跟上。

如果你只想著頭部向前而不是向上，那它往往會向下垂，以致增加頸部區域的肌肉緊張。重要的是要意識到，頭部向前移動的方向是在*脊柱上*讓頭部向前移動（就像你要肯定地點頭一樣）。頭部向上的方向是*遠離脊柱*而不是遠離地球，儘管當身體直立時，這兩者很可能是相同的（見左頁圖示）。

讓背部延伸和擴展

當頭部向後仰時，由於肌肉過度緊張會使脊柱縮短，因此指令將促使整個身體結構的延長。事實上，許多練習亞歷山大技巧的人實際上增高了 2.5 公分（1 英寸）或更多！練習中要包括背部擴展方向的原因是，在背部延長的過程中，很容易使背部變窄。

基礎指令中的這三個部分本身就非常簡單明瞭。然而，由於我們的「放任的動覺」（debauched kinaesthesia）（亞歷山大最喜歡用的術語，意思是指你曲解了身體在空間中所處的位置），在第一次練習時，這些基礎指令可能會令人困惑。有部分原因是因為它們太簡單了，而我們習慣於以較複雜的方式思考。我們很難相信，解決這個可能長期存在的問題的方法，真的可以如此簡單。我們生活在一個瞬息萬變的世界裡，當結果沒有立即發生時，就會認為自己做錯了什麼。要有耐心和觀察力，並意識到改變一生的習慣，確實需要些時間。

強烈建議你在開始理性意識引導原則（意向）時，至少要上幾堂由訓練有素的亞歷山大老師所教導的課程，以確保你走在正確軌道上。

次要指令

有許多次要指令——太多了，以至於無法詳細說明。雖然主要或基礎的指令可以普遍應用，但次要指令可以應用於某些特定情況或疾病。例如，若一個人因為圓肩的問題來找我，我可能會給他們一個指示，「想著你的肩膀遠離彼此」；或者，若有人因為關節炎的手指來我，我可能會要求他們，「想著你的手指變長了」。

有些人只是在腦中思考或重複這些話，而另一些人則在腦海中有一個三維圖像。歸根究柢，採用最適合你的方法。

在第 77 頁是該技巧教學中常用的一些次要指令的例子。

還有更多的指令可以滿足個人的需求，但基礎指令*總是*優於可能被給予的任何次要指令。

「想著」這個詞通常可以被「允許」或「想著允許」或「讓」來代替，這取決於教師或學生的喜好。看看這些不同的用詞對身體是否會產生不同的影響，可能也會很有趣。任何時候都要記住，最重要的事情是，靠意念思考帶來改變，而不是試圖「做」任何事情來帶來改變。正如我先前所說，當你嘗試做任何事情時，它總是會增加肌肉緊張，這與你想要達到的目的恰恰相反。

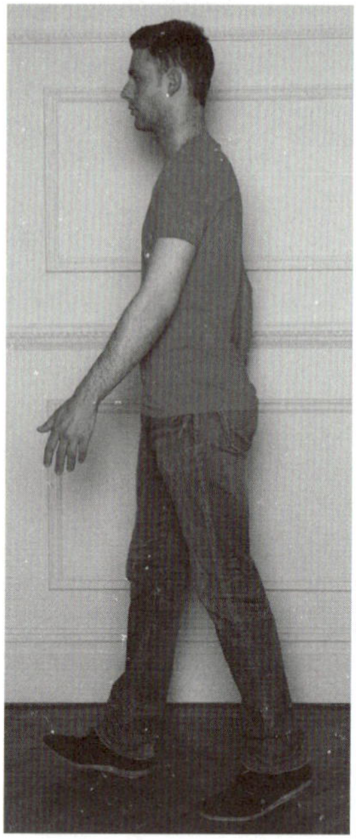

許多人走路時膝蓋不彎曲。想著膝蓋向前移動並遠離彼此，有助於行走得更輕鬆、更流暢。

活動時的次要指令

坐著的時候

- 想著肩膀彼此遠離。
- 想著膝蓋向前移動並彼此分開（這在走路、坐著、彎腰或起坐椅子時，特別有幫助。）
- 想著坐骨釋放到椅子上。
- 想著腳的延長和擴展。
- 想著手腕和手肘彼此遠離。
- 想著肩膀下垂遠離耳朵。
- 想著手肘下垂。
- 想著腿的重量從腳釋放。
- 想著手的延長和擴展。
- 想著手指隨著手掌變寬而變長。
- 想著把腳趾隨著腳底變寬而延長。
- 想著不要拱起背部。
- 想著肋骨下沉。

站立時

- 依據上列大多數指令，再加上：
- 想著延長腳到頭之間的距離。
- 想著讓你的重量均勻分配在雙腳的腳底。
- 想著不要把膝蓋向後頂撐。
- 想著不要把臀部向前推。
- 想著延長肚臍和胸部間的距離。
- 想著釋放臀部的緊張感。
- 想著手臂從肩膀下垂。

走路時

- 同樣地，依據上列的指令，再加上：
- 想著膝蓋超越腳趾。
- 想著左肩從右髖部開始釋放。
- 想著右肩從左髖部開始釋放。
- 想著重量從腳後跟移轉到腳趾。
- 想著軀幹從髖部延伸出來。

最後一個指令是想著把你的身體作為一個整體來引導：「我要往哪個方向走？」也許你身體的一部分正朝著一個方向，另一個部分則朝向相反的方向。

人們經常將亞歷山大技巧和將身體的某些部位置於某些特定位置聯想在一起，但事實恰恰相反。無論頭部處於什麼位置，它都保持不受身體其他部分影響的自由。

意念影響功能

指令的第一個功能是預防性的，因為在任何新的行動模式出現之前，必須根除過時的無意識行動模式。我們很難相信僅靠意念就能帶給一個人如此大的變化，但作為該技巧的老師，我在成千上萬人的身上目睹了這種變化。它確實有效。你可以透過進行下列練習來證明意念對你身體的影響：

沒有所謂正確的姿勢，但確實有所謂的正確的指令。

弗雷德里克・馬蒂亞斯・亞歷山大

鍛鍊

意念與平衡

1. 請一位朋友將意念專注於他們的額頭，然後試著輕輕地推他們，讓他們在有抵抗的情況下失去平衡。
2. 然後做同樣的練習，只是這次請你的朋友將意念專注於他（或她）的腳，想著雙腳扎根在地上。
3. 你是否體驗到，當這個人意念專注在不同部位時，你所需要花費的力量有什麼不同？

鍛鍊

假想氣球

先在自己身上嘗試這個練習，然後再在朋友身上嘗試同樣的練習。

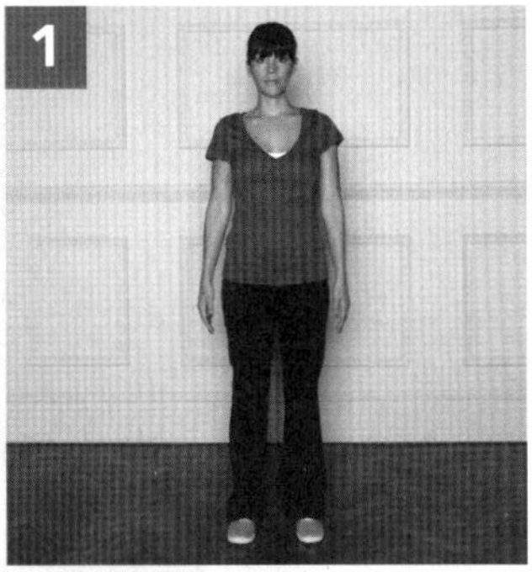

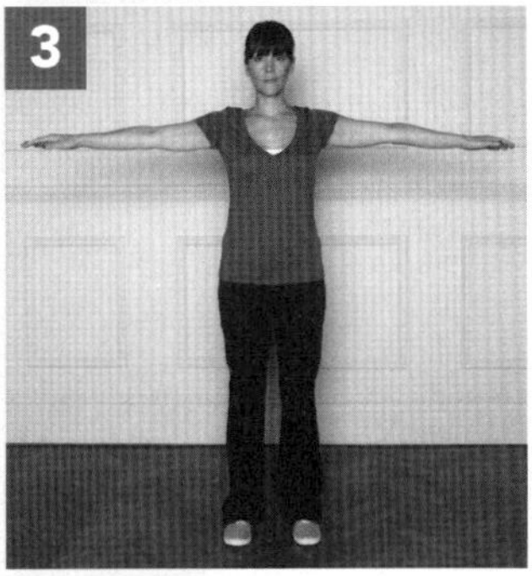

1 一隻手臂的實際重量約為 3.6 公斤（8 磅）——相當於四袋糖。那麼，記住這一點，開始將手臂慢慢地向兩側舉起。

2 舉起手臂直到水平的位置大約需要半分鐘。繼續想著你手臂的實際重量。

3 將手臂保持在水平位置半分鐘左右，以了解它們到底有多重。

4 慢慢地將手臂放回身體兩側。

5 花一兩分鐘，記錄下你的手臂的感覺（無論是記在腦海還是紙上）。

6 等到你的手臂恢復正常狀態，如果有必要，可以稍微活動一下雙臂。

7 現在讓你的手臂垂在身體兩側，想像一個氣球放在你的手臂和兩側的肋骨之間。

8 想像一下，兩個氣球同時被慢慢地吹起。

9 當氣球被吹起時，它們會輕輕地把你的手臂向上推。

10 當你的手臂與肩膀齊平時，想像你的手臂被氣球輕輕地支撐著。

11 現在想像一下氣球中的空氣慢慢地被釋放出來，這樣你的手臂就會逐漸下降到你身體的兩側。

12 記錄下現在你的雙臂的感覺。注意他們是否感覺與之前有什麼不同。如果雙臂有感覺不同，你已證明了意念確實會影響身體的功能，因為你在兩種情況下，執行的是完全相同的動作。

6

錯誤的身體感覺認知

每個人都希望自己是對的，

但沒有人停下來思考他們的想法是否正確。

弗雷德里克·馬蒂亞斯·亞歷山大

人們開始練習亞歷山大技巧遇到的主要困難，也是亞歷山大本人所經歷過的困難——即他們正遭受對自己不可靠的身體感覺認知的困擾。這僅僅意味著他們的本體感覺（proprioception）（他們的位置感）和他們的動覺（kinaesthesia）（他們的運動感）都出現錯誤，並實際提供了關於他們在空間中的位置及在任何特定時間正在做什麼的錯誤訊息。正如已提到的，亞歷山大的侄女瑪裘麗・巴洛（Marjorie Barlow），同時也是教導亞歷山大技巧的老師，經常告訴她的學生們：「只要確保你知道自己在做什麼，並確保如果你想停止時，你就能這麼做。」

因為許多人都患有錯誤的身體感覺機制，我們通常對自己在做什麼一無所知。我們可能向後傾斜地站或坐，卻認為自己是完全筆直的站或坐。

錯誤的身體感覺認知的一個很好的例子，有時會發生在我們去美髮店時。你可能有過這樣的經驗：美髮師要求你把頭擺正，這樣他或她就可以勻稱地修剪你的頭髮，但在你把頭擺正之後，美髮師又再調整你的頭。這是因為，雖然你認為自己的頭是正的，但它實際上是偏向一邊的。亞歷山大這樣說：

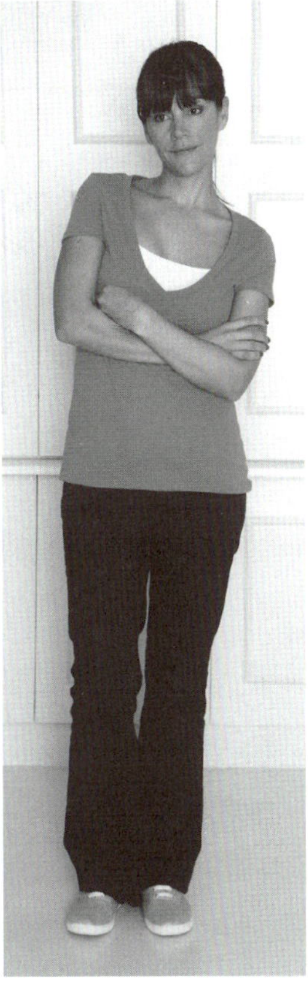

許多人不會感覺自己失去平衡，但當他們看到鏡子裡的自己時，身體失衡就變得很明顯了。

> 首先，學生必須清楚理解，自己有一種或多種需要根除的壞習慣。其次，教師必須對這些壞習慣做出明確的診斷，再決定矯正壞習慣的方法。學生得承認對自己的身體行為有心理錯

覺，以至於他的身體感覺認知或動覺是有缺陷和誤導性的。換句話說，他意識到，他對完成日常生活中，哪怕是一個簡單的動作所需的肌肉張力的感知是錯誤和有害的；因此在他的概念中，這種情況下要放鬆和專注，實際應用上是不可能的。

毫無疑問，人在潛意識層面上，現在過度依賴放任的感覺或感官知覺來引導他的心理物理機制，導致在情緒上逐漸失衡，造成了非常有害且影響深遠的後果。

簡單來說：我們以為或感覺我們在做什麼和我們實際上在做什麼，可能是兩件完全不同的事。

鍛鍊

雙腳的位置

為了證明上述內容：

1. 不要看你的腳，把它們分開 30 公分寬（12 英寸），雙腳筆直朝向前方，使兩腳彼此平行。
2. 現在看看你雙腳的位置，是否與預期的位置相符合。
3. 這一次，看著雙腳，把它們分開 23 公分寬（9 英寸），使它們保持平行。
4. 雙腳的感覺如何？

盡可能在越多人身上嘗試此練習，注意雙腳的位置可能因人而異。然後嘗試另一個練習：

鍛鍊

挺直背部

1 請一位朋友坐在椅子上。

2 將你的手放在朋友脊柱的腰弓上。

3 請你的朋友坐直。

4 觀察朋友如何透過縮短脊柱來拱起背部，背部因此變得凹陷而非筆直。

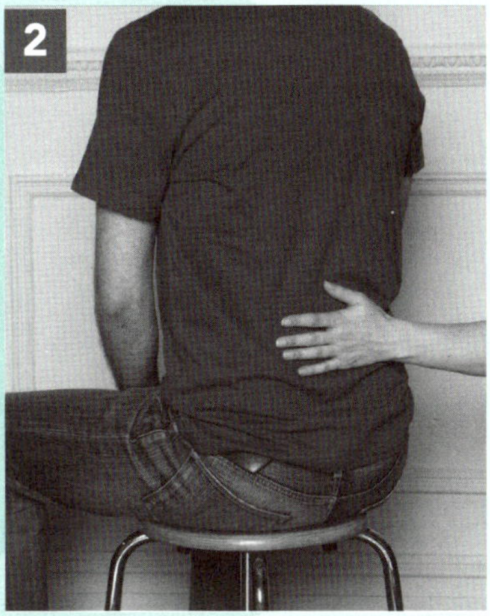

動覺（The Kinaesthetic Sense）

動覺是一個亞歷山大技巧一再提及的術語。動覺很大程度上使用肌肉本身的回饋機制，每當運動關節和肌肉時，這些機制就會向大腦發送訊息。這些感覺沿著神經向大腦發送脈衝，通知大腦正在發生的任何運動，甚至是呼吸運動。動覺對協調、平衡和整體姿勢極為重要。

本體感覺（The Sense of Proprioception）

動覺和本體感覺經常互換使用。本體感覺是對於身體各部位相對位置的感覺。與動覺一樣，是一種內在感覺，因為它是從身體內部受刺激所得到的感受。這是透過內臟和肌肉中大量的感覺接收器，例如牽張接收器來完成接收，這些接收器在神經上與大腦相連，大腦主要負責這種感知的運作。

由於本體感覺和動覺都依賴肌肉系統回饋，因此過度的肌肉緊張很可能會干擾其中的一種感覺或兩種都干擾，這可能會扭曲身體回饋機制所給予的訊息。因此，錯誤的身體感覺認知的主要原因可能是許多人身上保有的過度緊張，而強烈收縮的肌肉嚴重干擾感官從關節和肌肉的接收器中所獲取的訊息，進而影響了我們的本體感覺和動覺。透過練習亞歷山大技巧釋放緊張，幫助我們能徹底減少這些干擾。

鍛鍊

運用你的動覺

以實際的方式理解什麼是動覺：

1 閉上雙眼。

2 慢慢將左臂向外舉起。

3 不睜開眼睛的情況下，看看你是否能感覺到你的手臂在空間中的位置。

4 如果你能在不睜開眼睛的情況下，找到手臂的位置，那麼你一定是使用了你的動覺才做到的。

如果像亞歷山大所發現的那樣，這種感覺提供了我們錯誤的訊息，那麼它的影響是非常嚴重的。我們可能在進行所有的日常活動和劇烈運動時，認為我們正在做一件事，但實際上可能和我們真正所做的事完全相反。教學中最常見的*錯誤的身體感覺認知*的例子之一是，學生在站立時無法正確判斷自己是否站直了。許多人認為自己是站直的，但實際上他們向後仰斜了多達二十度。在團體中，這一點尤其明顯，因為其他人可以清楚地看到當事者正在向後傾斜，但他們卻確信自己沒有向後仰斜。

這種信念體系如此根深蒂固，以至於當我引導人們進入直立姿勢時，他們實際上會感覺自己在向前傾斜，使得他們感到緊張，因為他們認為自己快要跌倒。由於許多人在醒著的大部分時間裡都完全失去平衡，因此他們的肌肉一直處於緊張狀態。

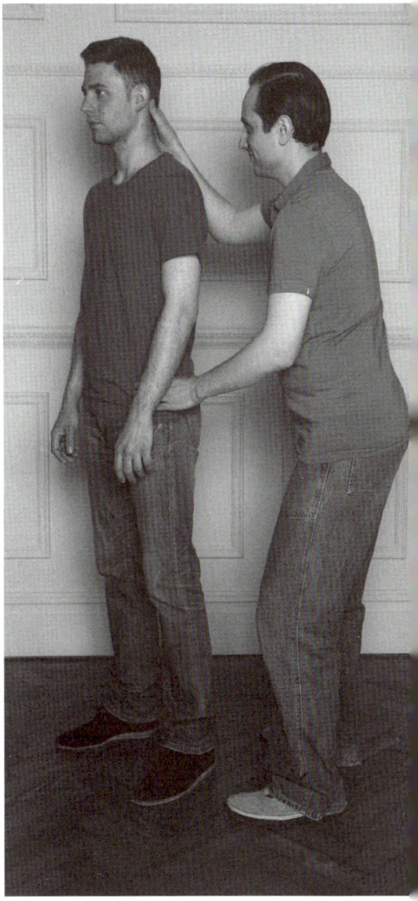

亞歷山大老師幫助學生在沒有緊張的情況下站直。

對與錯

為了對自己做出必要的改變，帶來一種新的和改進的行動方式，我們需要做一些感覺上不對的事情。亞歷山大曾經說過：

> 正確的作法將是，我們最不應該做的事，就是光靠我們自己，因為這將是我們最不該認為正確的事。每個人都希望自己是對的，但沒有人停下來思考自己的想法是否正確。當人們犯錯時，正確的事對他們來說，必然是錯的。

所以，問題實際上相當複雜。人類以感到最舒適的方式行動、坐著或站立是天性。我們不會想以一種對我們來說感覺奇怪甚至陌生的方式行動，但這正是我們所需要的。你可能還記得，亞歷山大偶然的這項發現，只是因為他使用了一面鏡子。當意識到自己正在做的事情與他原本打算做的事情完全相反時，他感到沮喪。他試圖將頭向前伸和向上抬時，實際上他正以比之前更明顯的方式向後仰和向下垂。

亞歷山大曾經建議他的學生「嘗試並感覺錯誤」，因為這樣學生就會有渺小的機會做出正確的動作。基於這個原因，強烈建議你先參加一些課程，因為自己很容易增加肌肉緊張並加劇所遇到的任何問題（或潛在問題）。亞歷山大教師因受過嚴格訓練，又是一個客觀的觀察者，所以很容易可以發現當你試圖糾正某些姿勢時，額外可能發生的任何緊張。他們還可以傳授輕盈和行動輕鬆的經驗，作為你在嘗試自己做動作時的參考。

從小我們就習慣做正確的事。當我們做對時，會得到獎勵；當我們做錯時，會受到懲罰，就像帕夫洛夫（Pavlov's）的狗一樣，我們開始形成關於什麼是對、什麼是錯、什麼是好、什麼是壞的固定觀念。隨著成長，我們根據學校和父母教給我們的東西形成想法，這卻也常常阻礙了我們的獨立思考。看看歷史，曾幾何時，歐洲人「知道」世界是平的，他們對此深信不疑，以至於任何抱持不同意見並威脅他們信仰體系的人都會被嘲笑，並常常被稱為瘋子。直到克里斯多福·哥倫布（Christopher Columbus）環遊世界後，人們才承認自己錯了。同樣地，我們帶著許多關於自己的錯誤概念四處遊走，當任何人告訴我們根本不是那麼一回事時，我們還心生質疑！

當試圖在這個幻想和現實的迷宮中找自己的出路時，保持開放的心胸和良好的幽默感是很重要的。當學生開始意識到他們以為正確的想法，實際上是基於一個錯誤的假設時，往往會感到困惑。然而，這種困惑很快就會被理解什麼是正確的，什麼不是正確的認知所取代。

李察・巴哈（Richard Bach）所著的《夢幻飛行》（*Illusions*）中的一句話可能值得深思：「沒有一個問題不是手裡捧著禮物給你的。」

為了進一步舉出一些錯誤的身體感覺的例子，請嘗試以下練習：

錯誤的身體感覺認知實際上對人體結構的影響，在老年時可以清楚地看到，當許多人的身體在試圖應付他們缺乏協調性的肢體時，變得彎腰駝背或變形。學生要想取得任何進展的唯一方法，就是接受這樣一個事實，讓他們不可靠的身體感覺更加可靠；即在亞歷山大課程中，他們很可能會體驗到一開始對他們來說非常奇怪的動作方式。然而，在相對而言較短的時間內，新的生活方式將開始變得正常，而舊的習慣相較之下將會顯得笨拙。

鍛鍊

舉起你的手指

1. 閉上眼睛。
2. 舉起右手食指在你的身體前方，感覺它與視線齊平，並與你的右耳對齊成一直線。
3. 舉起左手食指，在視線的高度，並與左耳對齊成一直線。
4. 閉著眼睛的同時，嘗試將手指對齊，使手指彼此同一水平。
5. 開始將兩食指相互靠攏，在兩根食指幾乎相碰時，停在那裡。
6. 睜開眼睛，看看現實與你的感知之間的差距。

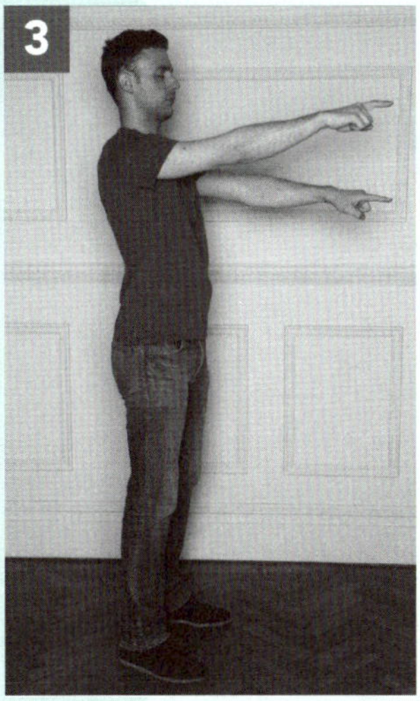

鍛鍊

舉起手臂

1. 請一位朋友站在你面前並閉上雙眼。
2. 請他們舉起他們的雙臂與肩同高。
3. 檢查看看是否一隻手臂比另一隻手臂高，並查看雙臂是否確實與肩同高。

鍛鍊

拍手

1. 閉上眼睛。
2. 拍手，使雙手以均勻且對稱的方式相碰（即大拇指和四隻手指都對應到且指尖高度相同）。
3. 睜開雙眼，看看你和理想狀態相差多少。

重要的是必須指出，「不可靠的感覺」一詞僅指身體感覺，而不是指情緒感受。然而可以說，我們對自己的錯誤認知必然會影響我們的身體狀態，進而影響日常情緒的狀況。然後，我們的理性完全被我們的情緒所支配，以至於扭曲了對真實事物的感知，從而影響我們辨別對錯的能力。這樣，就形成了一個惡性循環。

身體構圖（Body Mapping）

與錯誤的身體感覺認知的主題有些相關的是「身體構圖」。一個人的身體構圖是他們對自己的體型和尺寸、關節運動的位置以及身體如何運作的感知、理解和體驗。有些人有準確的身體地圖，因此，他們通常能以平衡和易於協調的方式行動。不準確的身體地圖會導致協調性差或動作笨拙。

鍛鍊

你站直了嗎？

1 側身站在鏡子前，以你認為站直的姿勢站立。

2 確保你盡可能的站直。用鏡子來檢查你所認為站直的姿勢，是否與事實相符。

3 如果你沒有站直，請你以目視為直立的姿勢站立，然後問問自己，你對自己的感知是否可靠。

一定要花時間在這個練習上，盡可能地多觀察細節。為了使這個練習更容易，你可能想使用兩面彼此成一定角度的鏡子。如果你有多一面鏡子，請使用第二面鏡子，因為這樣會更清楚的顯示這一切。

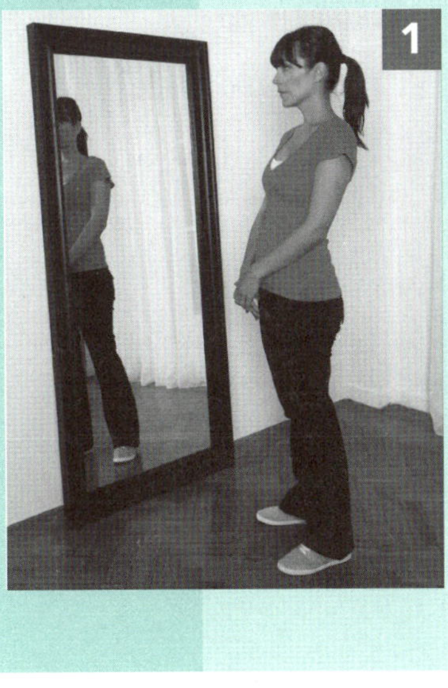

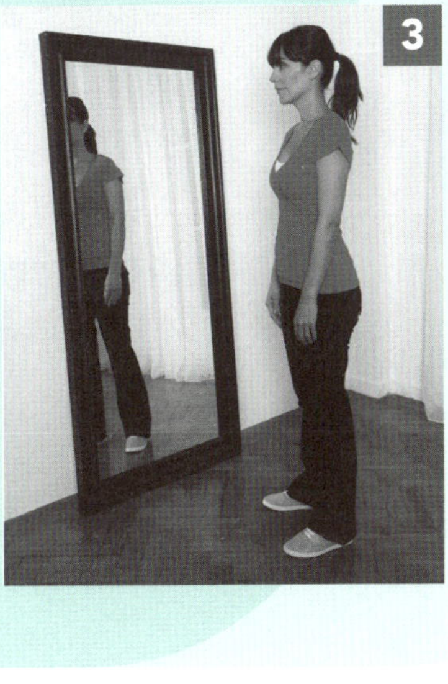

身體構圖是由兩位美國的亞歷山大教師，威廉和芭芭拉・康樂伯（William and Barbara Conable）所開發的。當他們在對音樂家教導亞歷山大技巧時，他們意識到學生對身體的運作方式和某些關節的實際位置感到困惑。兩位康樂伯教師都認為，透過更清楚地瞭解身體機制的運作方式，我們可以學會更快地放棄某些習慣。芭芭拉・康樂伯（Barbara Conable）在他們的著作《頭頸自由，身心自在》（*How to Learn the Alexander Technique*）中列出了許多不同的身體構圖的錯誤。我想向你展示一些最常見的錯誤。

頭－脊柱關節

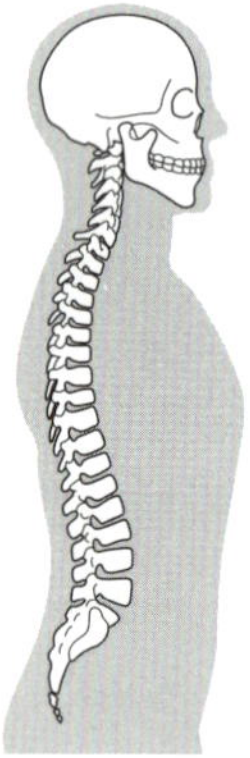

脊柱的頂部位於兩耳之間。

許多人錯誤地繪製了這個關節。當被要求定位這個關節的位置時，他們通常表示它在頭部後面，甚至在肩膀的頂部。這個關節大約在兩耳之間。當我們想著頸部是自由的時候，瞭解這一點非常重要。亞歷山大所說的頸部實際上是寰樞關節，以及頸部肌肉本身；所以如果你對這個關節的位置認知錯誤，那麼要使頸部得到放鬆將更加困難，或甚至變得不可能。

手臂－身體關節

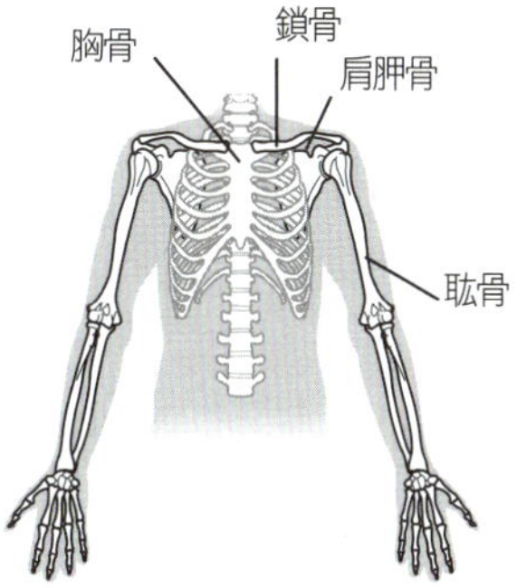

手臂的骨頭在胸骨處連接到身體的軀幹。

當照鏡子時，我們看到手臂從肩膀下垂。因此，我們假設手臂的骨頭與肩膀的頂部相連。然而，實際上，手臂的骨頭是在皮膚和肌肉下。上臂（肱骨）與肩胛骨相連，肩胛骨又與鎖骨相連。在鎖骨與胸骨相接的地方，手臂才真正與身體相連。實際上，兩臂之間的距離只有二至五公分（一至二英寸）。

髖關節

如果你問大多數人髖關節的位置在哪裡，他們會立即指向骨盆的頂部，通常在髂嵴區域。這根本不是關節所在的地方，但它通常是人們彎腰的地方。實際關節的位置要低得多，在腹股溝區域。然而，當人們彎腰時，他們通常會嘗試彎曲髂嵴的頂部，但實際上他們只是彎曲背部，而不是髖關節。這種動作本身會導致許多的問題，包括背痛。

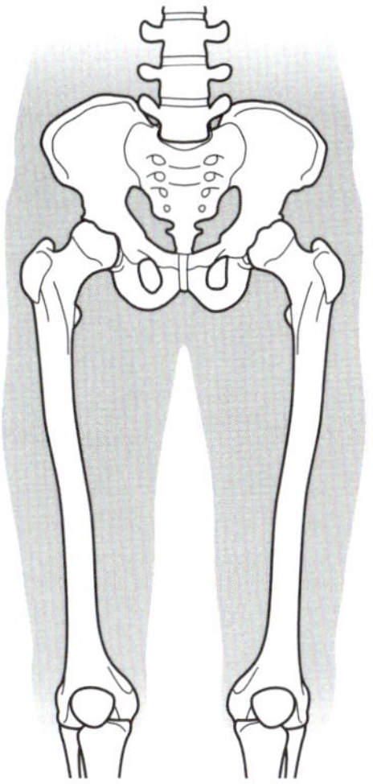

髖關節所在的位置比許多人意識到的要低得多。

脊柱的形狀

如果讓人畫出脊柱的形狀，很多人會畫出圓滑的 S 形。雖然站立時確實如此，但當你坐著或蹲下時，脊柱實際上會改變形狀（見第 26 頁圖片）。只要看看一隻家貓——你會發現，當牠在吃東西的時候，牠的脊柱非常筆直，但當貓躺在火爐前面時，脊柱形狀卻非常圓滑。在其他時候看到的家貓，都是拱起牠的背部的。同樣地，我們的脊柱也會根據我們所做的動作而改變形狀。有時，腰部支撐物會使腰椎過度拱起，因而加劇下背部問題。

肺的位置

這是另一個令許多人都感到困惑的部位。肺實際上在身體中非常高的位置，肺的頂部實際在鎖骨上方。最低部分在肋骨的底部。

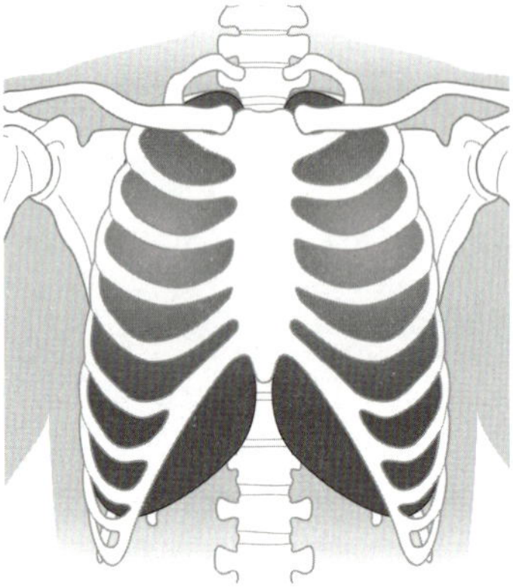

肺部的範圍從鎖骨上方延伸到肋骨的底部。

案列故事

理查・布蘭能 Richard Brennan
年齡：57｜職業：亞歷山大教師

在以前從事駕駛教練職業時，我花了很多時間坐在車裡，幾年後，我出現了腰痛。這很快就變成了非常疼痛的椎間盤突出，不久後，我就因坐骨神經痛而感到刺痛。

止痛藥和休息只能帶來暫時的緩解，而且效果變得越來越差。接著我去看了背部的專家，他們做了各種測試，但無法做出具體的診斷。我被告知將無法再過正常的生活，我住進一家物理治療醫院，接受了密集治療課程。儘管工作人員盡了最大的努力幫助我，但他們給我的治療只更加重我的病情，所以我的疼痛比以往任何時候都感到更劇烈。

我開始研究替代醫學，包括整脊療法、整骨療法、針灸、芳香療法和靈氣療法。儘管在這些多種的療法中，某種程度上有所幫助，但我的疼痛只能得到短暫的緩解。

一次偶然的機會，我遇見了一位亞歷山大教師，他說明亞歷山大技巧能有效的幫助背痛患者。雖然非常懷疑它的功效，但我決定一探究竟。在我的第一堂課中，老師問我是否總是以現在的坐姿坐著。他把一面鏡子放到我面前，我可以看到自己向右扭轉，同時向左傾斜大約二十度。這讓我很驚訝，因為我覺得自己坐得很直。他開始對我的坐姿進行一些溫和的調整，立即發生了兩件事：首先，我感到身體完全被扭轉，接著，我的背痛開始減輕。他再次向我展示鏡中的坐姿，我看到我現在坐得很直。

我意識到，當我在教人們開車時，必須向左傾斜坐著，同時向右扭轉，以查看前方的道路，並檢查學駕駛的學生是否在看鏡子；多年來，無論坐在哪裡，這種坐姿已經成為我的習慣。在上了一系列課程後，我釋放了肌肉的緊張，背痛得到了改善，我睡得更好，自尊和自信增加了，我變得更快樂了。三個月內，我恢復正常的生活，做上舉和彎腰等動作都沒有任何問題。

這個課程令我印象深刻，讓我想幫助其他有類似問題的患者，我自己接受了亞歷山大教師的培訓。

身體的基礎控制

亞歷山大先生的方法將個人作為一個整體，
作為增添自我活力的原動力。
他重新調節和重新訓練反射機制，
使人們的習慣與整個身體的功能建立正常關係。
我認為這種方法完全科學並具有教育意義。

喬治·伊·科希爾（GEORGE E. COGHILL）教授
解剖學家、生理學家和美國國家科學院院士

你是否曾停下來片刻，想想自己實際上是如何在這個世界上遊走的？這是進行活動最簡單和最有效的方式嗎？大多數人根本不去想這個問題；事實上，這個問題對我們而言如此陌生，以至於一開始很難理解究竟在問我們什麼。

我們的身體是由 206 塊骨頭所組成，其中許多形狀不規則的骨頭，相互疊放；它們由一群支撐我們的肌肉將骨骼「懸掛」起來，並透過保持一定的張力，使我們維持直立姿勢。在這個最頂端是頭部，重量約六到七公斤（十二到十五磅）。這些組成使我們的身體結構變得非常不穩定，這樣的結構對運動很有幫助，但當我們保持靜止時，就不那麼理想了。

鍛鍊

感受重量

1. 將總重量為七公斤（十五磅）的物體聚集在一起，例如七袋糖或三袋馬鈴薯。

2. 把它們放在一個容器（一個盒子或一個袋子）中，這相當於你自己頭部的重量。當你意識到自己清醒時的每時每刻都在平衡這個重量時，這是一個令人非常驚訝的體驗。

這還不是全部。頭部實際上在我們的脊柱頂部失去平衡。因此，如果我們放鬆頸部肌肉，頭部會前傾下垂；當你看到有人坐在椅子上睡著時，頭部總是前傾下垂到胸部。所以，我們不僅要平衡一個六公斤（十二磅）的頭部，還要應付其平衡點不在重心正下方的事實（見下頁圖）。

頭骨和椎骨頂部的示意圖，顯示頭部的樞軸點和重心。

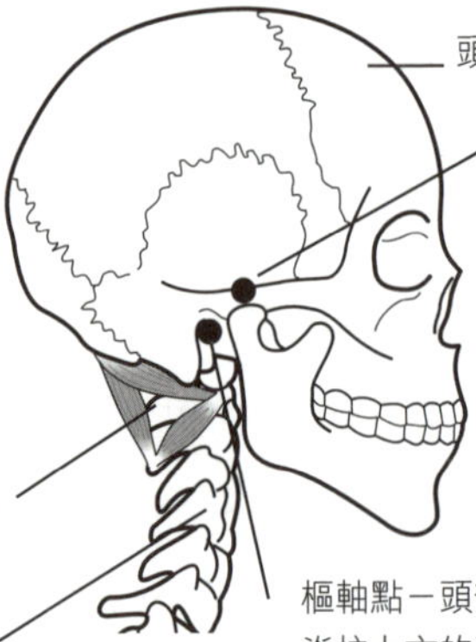

鍛鍊

平衡盤子

1 拿一個餐盤，一個你不介意打破的盤子！將手指放在盤底的中間（盤子的重心），試著只用一根手指平衡盤子。

2 重複同樣的過程，但這次將手指放在離盤子中心五公分（兩英寸）的地方，這與頭部和脊柱頂部的關係相似。

乍看之下，這種安排似乎沒有任何道理。如果我們的脊椎要承受如此驚人的重量，那麼自然讓我們的頭部保持平衡才是合理的。這是一個耐人尋味的謎題。答案很簡單，但同時又很高明。

頭部的不平衡

頭部的樞軸點位於頭部重心後面的原因是，為了要移動，人所要做的就是放鬆頸部後面的肌肉。然後頭部會稍微向前移動，由於頭部的重量，整個身體都會跟著動。換句話說，為了移動，人類只需要釋放某些肌肉的緊張，剩下的工作交由複雜的反射系統來完成。大多數的動作都需要用力，而且在開始動作時需要花最大的努力。例如，當汽車或飛機從靜止的位置發動時，它需要最多的動力；而需要相對較少的能量來保持恆定的速度。一旦頭部開始向前移動，身體就會自然而然地跟上。

這個影響是深遠的。如果能以更協調的方式使用自己，我們執行動作將花費較少的力氣，從而在一天結束時擁有更多的精力。這可以帶來更和諧的生活，因為大多數衝突和壓力的情況，都是由疲勞或缺乏活力所引起的。

亞歷山大學生的朋友和親戚經常提及，僅僅上了幾節課後，他們的脾氣就發生了明顯的變化。我聽過很多評論，比如，「約翰這些日子情緒比較穩定，也更活在當下。」

因此，亞歷山大技巧的原則是按照自然法則使用自己的身體，也就是要*減少*肌肉緊張來行動，而不是像我們大多數人所做的那樣，增加肌肉的緊張。這種要花很多力氣來行動的概念，是我們的父母和老師在人生中強加給我們的，他們告訴我們：「如果不付出很多努力，你就不會在這個世界上取得任何成就。」正因為如此，我們經常下意識地把生

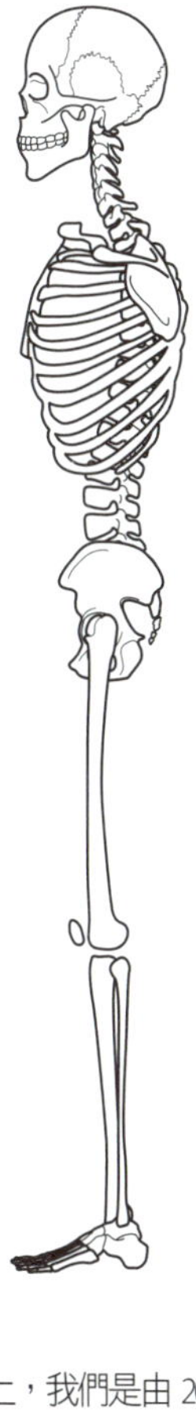

事實上，我們是由 206 塊骨頭所組成的，其中許多骨頭是相互疊放的。

活變得比實際上需要的更艱難許多，這在身體和精神上都很明顯。將「放手」的觀念加入我們的行動中，可以體驗到許多事情是多麼輕鬆和容易。一旦這個觀念開始滲透到潛意識中，我們就能在所做的每一件事上更加放鬆。

人體骨骼的不穩定性

正如我所說，人體骨骼由兩百多塊骨頭組成，大部分骨頭一個接一個地組裝在一起，因此本質上是不穩定的。這個原理類似於一堆兒童積木——積木堆得越高，就越不穩定，直到它們真正倒下。這一點，再加上頭部失去平衡的事實，這表明了我們移動時需要做的不多。我們的身體被設計為「掉入」行動中，當嬰兒開始學習走路時，就是這樣的。他們總是看起來好像要撲倒在地，但他們透過腿部的反射動作，及時拯救了自己。

然而，多年來，由於我們無意識地恐懼跌倒，我們試圖透過繃緊肌肉系統來穩定自己。這會影響整個生理系統，使我們的反射相對無效。結果，我們使用過度的肌肉力量來執行本應僅由反射完成的動作。

> 每個官能都透過履行其職能來獲得適合其職能的能力；如果它的功能是由另一個替代的力量來執行，那麼任何必要的調整自然就不會發生，而會自然變形以適應人為的安排而不是自然的安排。
>
> 赫伯特・史賓塞（HERBERT SPENCER），
>
> 《倫理原理》（*THE PRINCIPLES OF ETHICS*）

簡而言之，如果我們不按照自然法則使用身體，就會開始以一種總是會導致身體某些部位不必要的僵硬和其他部位過度放鬆的方式來使用自己肌肉的機制。這種過度的僵硬總是出現在肌肉系統被迫執行自然預期以外的職責，因此對肌肉系統本身的功能並不適合。

走路

當我們牢記前面描述的原則時，步行就變成了一種我們*利用*重力而不是對抗重力的動作。步行是釋放某些肌肉的過程，這些肌肉將頭部支撐在身體其他部位的上方，從而使頭部稍微向前移動，但方向是朝上。由於身體的其餘部分已經處於不穩定狀態，因此它會稍微向前下垂。一旦身體檢測到哪怕是最小的運動，反射機制就會下意識地自動彎曲一個膝蓋，並向前伸出一條腿，以免身體跌倒。這一切完全是

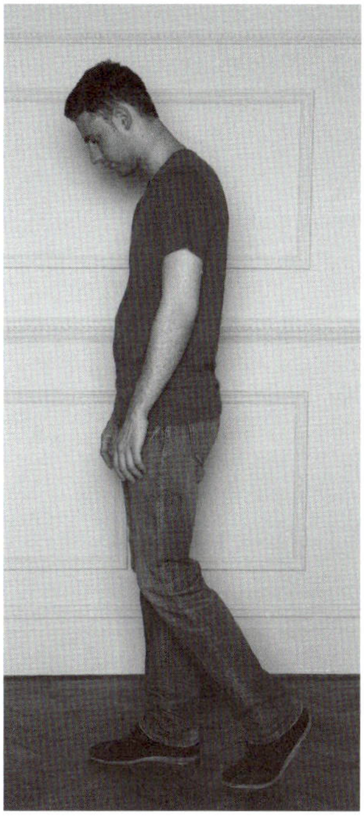

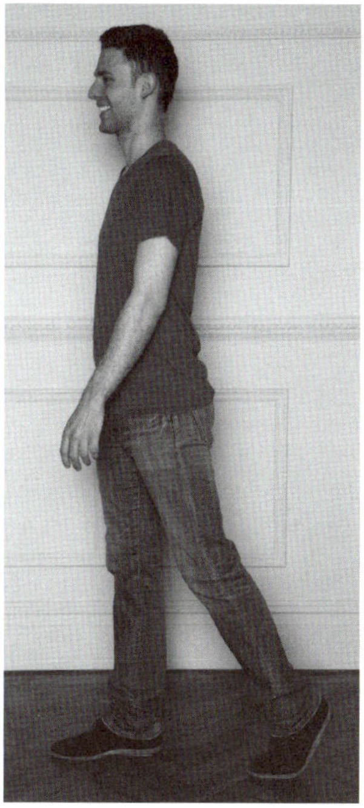

左圖，這個人正在往下看，造成他的脖子和肩膀的緊張。

右圖，他的頭平衡在脊柱上，走得很輕鬆。

鍛鍊

向前走

1 站在鏡子前。

2 向前邁出一步。

3 問問自己：「當我邁出這一步時，該做些什麼？」

4 注意你在向前邁出一步時，重心是否向左或向右移。（如果你這麼做，很可能是給了髖部過多的壓力。）

5 問問自己：我用了哪個部位，開始這個動作？

6 重複這個練習幾次，直到你看到有一個模式出現。

潛意識所完成的。你所要做的就是釋放肌肉緊張，因為肌肉緊張會阻止這些反射完美地工作。重要的是，你不要試圖讓肌肉緊張。

在檢查自然行走方式時，會出現一個重要的原則，即*任何動作總是由頭部來引導*。

為了練習該技巧，必須瞭解這一點。每一種動物，無論是蛇還是大象，都是由頭部引導來移動——這就是為什麼主要的感覺器官（眼睛、耳朵、鼻子和舌頭）都位於頭部。乍看之下，這似乎是一個顯而易見的說法，但我們之中很少有人在舉手投足間應用這一原則。

正如你可能已經發現的那樣，邁出一步通常是透過抬起大腿肌肉對抗重力的拉力來達成的。當然，這會消耗不必要的能量，如果你想想在一天內走了多少步，你就會意識到這浪費了多少能量。這不僅浪費了能量，整個身體結構的壓力也跟著增加，只是為了當腳從地面抬起時，保持平衡。如果這種壓力只是偶爾出現，對身體完全無害，但當它每天發生數百次時，通常會導致肌肉僵硬，最終可能導致疼痛。

無論我如何強調不要*試圖*改變任何事情的重要性都不為過。這總是會導致肌肉緊張加劇，並使情況變得更糟。只需要意識到你的習慣，就會發生改變。這種變化可能不會立即顯現，你可能幾天甚至幾週都不會注意到差異，因此請你耐心等待。注意：任何可能發生的改變，都必須依你所下的指令來完成（請參閱第五章）。

鍛鍊

你怎麼走路？

1 允許自己慢慢地從踝關節向前傾，並透過向前邁出一步，來讓自己免於跌倒。

2 請注意你是否有慣用哪條腿來讓自己免於跌倒。

3 你是否仍傾向於抬起腿，而不是讓它反射性的工作。

4 當你開始走路時，試著留意你是用腳的外側還是內側行走，在每隻腳的兩側應該有相同的壓力。要注意，在腳內側施加過度的壓力會導致足弓塌陷。

5 走路時要注意腳尖是否內八或外八，兩腳可能不太一樣。

6 注意當你的腳接觸地面時，所產生的壓力大小。

合適的鞋子

人們常問我是否知道有好的走路鞋。芙佛赤足鞋（The Vivo Barefoot Shoe）的設計融合了亞歷山大技巧的原理，允許腳和腳踝按照自然法則工作（網站詳細資料請參見第 191 頁）。這些鞋子並不能替代學習亞歷山大技巧，但結合亞歷山大課程和芙佛赤足鞋，能幫助腳自然地活動，你將能夠更輕鬆地行走和站立。

前彎

當人們前彎撿東西時，很多人根本不彎曲膝蓋；他們只彎曲脊椎。這給背部肌肉帶來巨大的壓力，尤其是下背部區域的肌肉。在沒有這樣意識的情況下，大多數人從前彎姿勢到站起來，除了拿起物體的重量外，實際上還要外加上自己一半的體重。例如，如果一個體重 67 公斤（148 磅）的人在不彎曲膝蓋的情況下撿起一個重達 12.5 公斤（28 磅）的物體，他們實際上用下背部肌肉額外舉起了 44 公斤（97 磅）的體重，這會導致背部肌肉相當大的壓力。

這種誤用肌肉的方式幾乎總是導致下背痛，或者在嚴重的情況下會導致椎間盤突出。如果你曾在電視上看過職業舉重選手，你會看到他們在前彎時總是下蹲，就像小孩子一樣，他們主要是使用強而有力的大腿和臀部肌肉，而不是背部肌肉。你很少會看到幼童或原住民在不彎曲膝蓋和腳踝的情況下前彎。有人曾告訴我多年前歐洲傳教士在非洲的故事，他們被

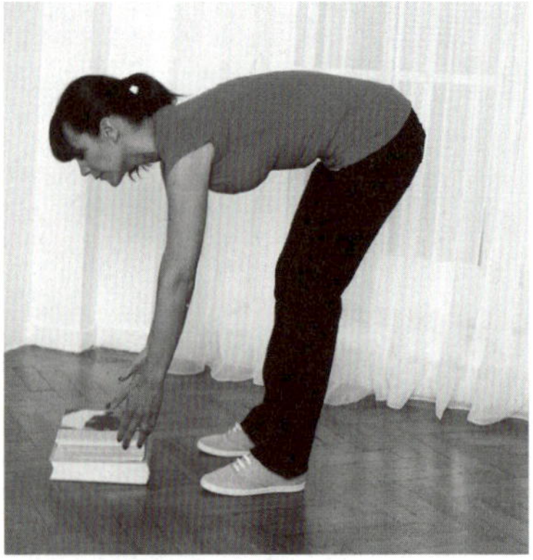

很多人是這樣前彎撿東西的。整個身體都處於壓力之下，因為上半身不再位於它的支撐點——腳上。

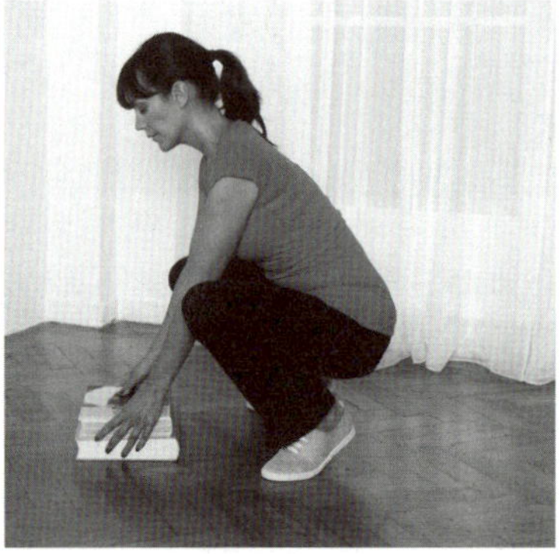

「合乎機械效益的姿勢」。當這位女士蹲低時，她處於平衡的狀態，因此不會對身體結構施加過大的壓力。這種姿勢在兒童身上很常見，但在已開發國家的成年人中很少見。

賦予了一個非洲名字，直譯就是「沒有膝蓋的部落」。

在這張照片中（見左頁下圖），這位女士降低自己的高度，保持著非常穩定的姿勢和良好的平衡。亞歷山大稱其為「合乎機械效益的姿勢」。

合乎機械效益的姿勢

「合乎機械效益的姿勢」，這是亞歷山大用於描述身體在執行需要降低身體高度的動作時，身體處於穩定、平衡和輕鬆狀態時的名稱。「姿勢」這個詞可能有點令人困惑，因為它不是一個固定的姿勢，而是一種流動多變的姿勢，在進行姿勢的過程，當我們彎曲臀部、膝蓋和踝關節的同時，我們的上半身會跟著向前移動。我們在保持脊柱長度的同時，維持平衡狀態，避免拱起下背部或彎曲上脊柱。由於動覺通常不可靠，因此最好先跟著訓練有素的亞歷山大老師學習。

亞歷山大在他的第一本書《人類的至高繼承》（*Man's Supreme Inheritance*）中如此描述這種姿勢：

> 透過我的實驗研究得到「合乎機械效益」姿勢的系統，是一個能在體內渲染開來的完美的自然內部按摩系統，這是正統方法從未達到過的，這個系統對分解累積的有毒物質非常有益；從而避免因自體中毒而產生的身體不適。

當你在不同的情況下越來越瞭解自己時，比如從冰箱裡拿牛奶或早上拿起郵件，你會開始注意到活動方式的改變。日常活動變得更加容易，這當然也會反映在你對整體生活的態度上。

鍛鍊

拿起一本書

1 將一本書放在你面前的地上。

2 不假思索地拿起書（換句話說，以你覺得最舒服的方式）。

3 請反覆做幾次。

4 試著留意你如何前彎的。你只從骨盆彎曲，還是同時用到了腳踝、膝蓋和髖關節？如果你有曲膝，彎曲的程度是多少？

5 嘗試蹲下，如果你覺得很困難，試試看你能蹲多低。不要強迫自己做超出能力範圍的動作。一開始你可能需要扶著附近的椅子或桌子來保持穩定。

重新閱讀第四章（克制習慣反應）和第五章（理性意識引導原則（意向））再重複此練習，可能會有所幫助。

一開始，這種新的移動方式可能會讓人感到奇怪甚至不正常，因為它超出了你的習慣模式。然而，在很短的時間內，新的方式將變得自然，而舊習慣將開始令人感到不協調和笨拙。

從站立到坐下

一個常見的習慣是當坐下時身體會向後仰。這會過度激發我們的恐懼反射，導致肌肉緊張。此外，腿部沒有得到保持良好狀態所需的鍛鍊。一個較好的坐姿動作是先前彎，如右頁（右）所示，然後輕輕地讓坐骨坐到椅子上。你應該隨時都能改變想法並能立即起身。如果對你來說這麼做有困難，只需練習坐在椅子上，但要好像椅子不存在

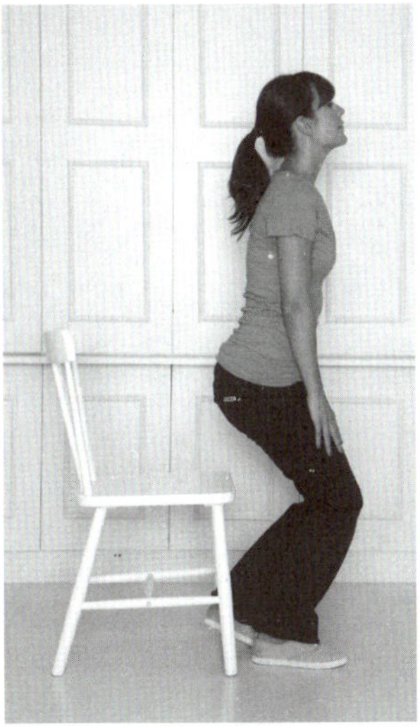

坐下時過度拱背會使你失去平衡，並對脊柱施加壓力。

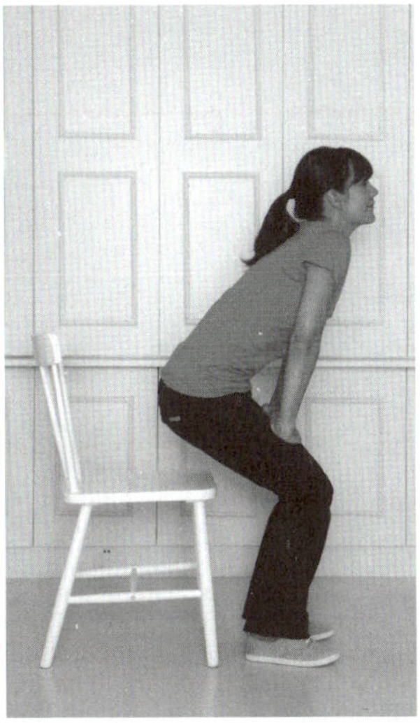

當身體失去平衡時，它會利用繃緊肌肉來平衡自己。

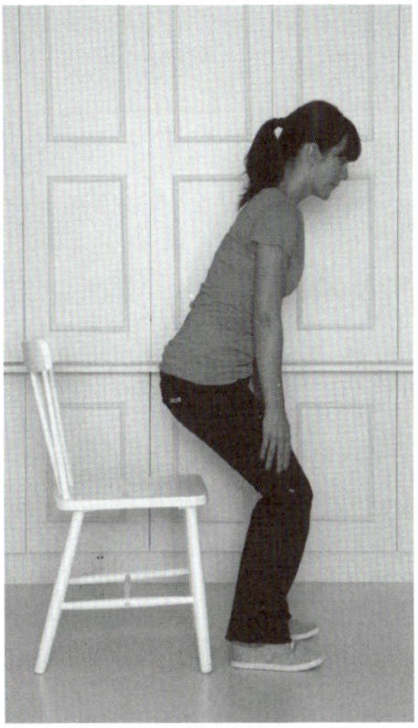

坐下時保持平衡對身體較有益，這樣就不會引發恐懼反射。

一樣。這個練習可以幫助你保持平衡。

當從椅子上站起來時，我們也會對整個身體結構施加巨大的壓力，如上圖（左和中）所示。

肌肉和反射

在整個身體中，我們有一個複雜的姿勢反射和肌肉系統，以完美的協調和平衡來支撐我們，使我們能移動。然而，大多數人都誤用了這些系統，如果能瞭解這些系統如何運作，將能幫助我們更輕鬆地生活。

我們都想要有良好的姿勢，但許多人對「姿勢」這個詞的含義有不同的看法。它經常被誤解為「我們在坐或站時，保持自己的姿勢」，

鍛鍊

蹲姿

除了像散步、跑步和游泳等自然的運動方式之外，蹲姿是身體可以做的最有用的運動之一。小時候，我們所有前彎的動作都包含下蹲，但隨著年齡增長，我們往往越來越少會曲膝。如果你不習慣下蹲，請千萬不要過度下蹲。你可以透過抓住家中牢固的固定物來幫助自己保持平衡，然後稍微做一些下蹲的練習，注意，不要一開始就蹲得太深。

當你前彎從地板上撿起物體時，也可以嘗試曲膝下蹲的動作。但一定要慢慢來，因為這將幫助你觀察體內是否產生了任何過度的緊張。還要確保腳踝、膝蓋和髖關節同時彎曲，並保持背部挺直，但這並不意味著你的背部始終與地面保持垂直。

如果有任何疑問，請務必諮詢你的亞歷山大課程老師。

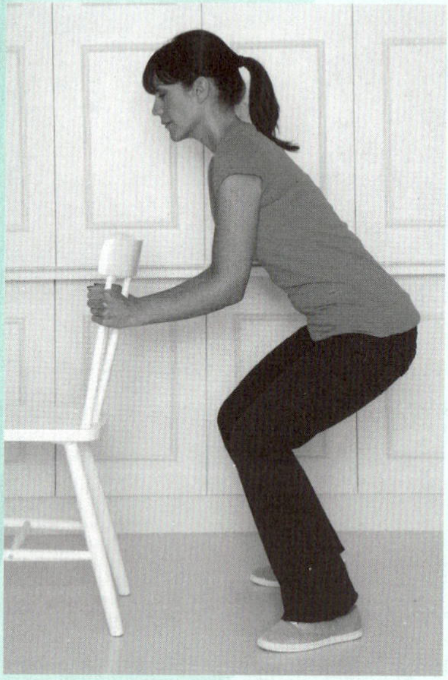

而這正是人們所做的——他們採用自己所習慣的姿勢，並使用大量的肌肉張力來保持這些姿勢，最終導致身體過早磨損。

「保持」這個詞表示我們必須有意識地做些什麼，才能擁有良好的姿勢；然而小孩子卻不需要有意識地「做」任何事來維持優美的姿勢。小孩的優美姿勢是由姿勢肌肉和反射來維持，姿勢肌肉和反射是在無意識下起作用的。

每個成年人仍然擁有這些系統，它們等待著支持、移動並保持我們在進行日常活動時的完美平衡，但由於我們養成了使用過度肌肉緊張的習慣，這會干擾這些姿勢反射系統的運作。透過學習釋放這些緊張，你將能夠更輕鬆地活動。

肌肉

人體有超過 650 塊肌肉，占了我們近一半的體重。基本上有三種肌肉——骨骼肌、心肌和平滑肌。亞歷山大技巧直接涉及的是第一種類型的肌肉——骨骼肌——但這很可能對其他兩種肌肉產生間接影響。雖然骨頭構成了身體的框架，但它們不能自行移動。

肌肉的大小差異很大，從巨大的臀大肌到耳朵中發現的微小的鐙骨肌。骨骼肌是將兩塊或多塊骨頭連接在一起的組織，由於其收縮和

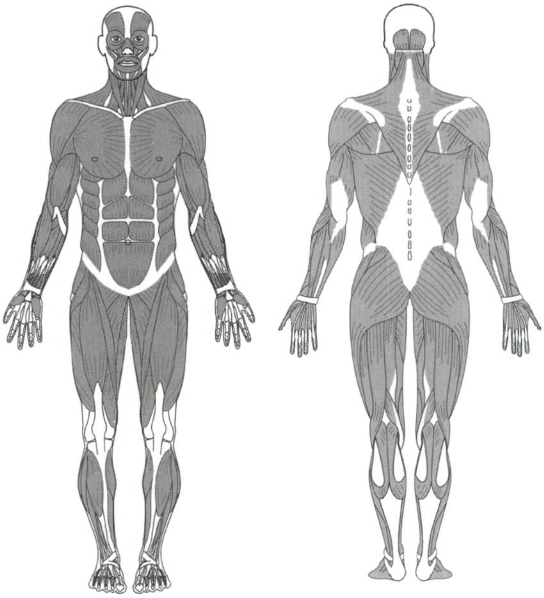

我們有「一整套」肌肉，支撐著我們所有的行動並使我們移動。

放鬆的力量，可以啟動一個動作或保持一個姿勢。骨骼肌可能有兩個或多個附著點，例如，二頭肌將肩胛骨連接到小臂（橈骨），或者它們可以將三塊骨頭連接在一起——就像胸鎖乳突肌，它連接頭部（顳骨乳突）到鎖骨和肋骨前部（胸骨）。

肌肉收縮

需要注意的是，肌肉只能將兩塊骨頭彼此拉近，但絕不能將它們推開——肌肉將骨頭彼此分開的唯一方法就是停止收縮。這就是為什麼肌肉成對工作的原因：一個是運動者（處於收縮狀態的肌肉），被稱為主動肌，而另一個（緩慢放鬆以允許控制運動）被稱為拮抗肌。每塊肌肉都輪流成為主動肌，然後是拮抗肌。事實上，肌肉一直處在*輕微的*緊張狀態下相互合作，這就是它們的基調。肌肉中唯一不收縮的部分是骨骼和收縮組織之間的連接，通常稱為肌腱。

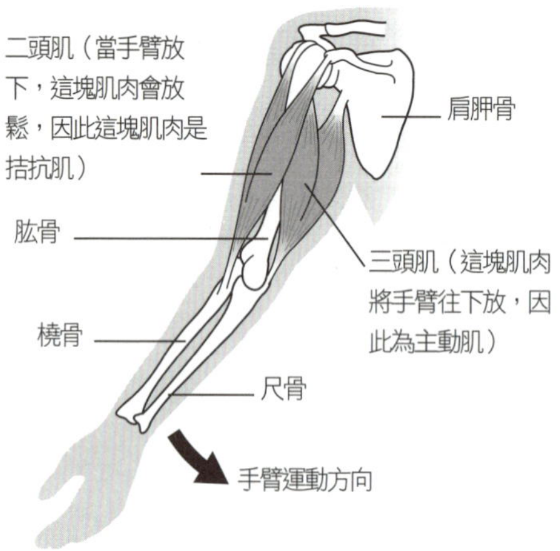

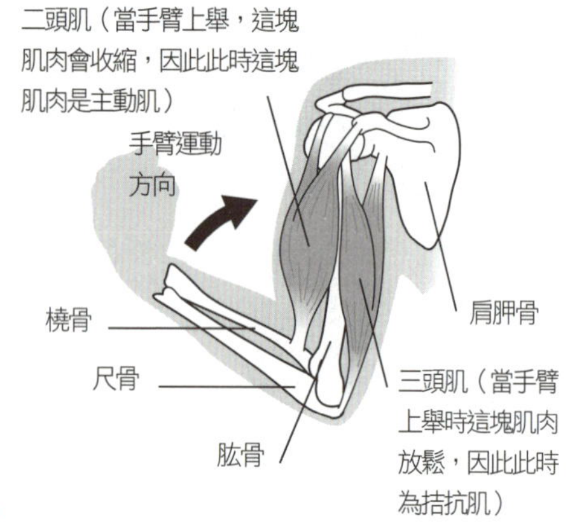

手臂放下（左）和上舉（右）示意圖，顯示主動肌和拮抗肌的動作。

肌纖維的類型

不同的肌肉執行不同的功能，因此在結構和顏色上也不同。所有肌肉都有各種不同的肌纖維，但如果肌肉具有特定功能，它會主要是由某種類型的肌纖維組成。為了簡單地理解差異，我們可以將肌肉分為兩組，根據肌肉收縮的速度，在解剖學上稱為快縮肌和慢縮肌。

快縮肌

這些肌纖維收縮迅速，用於快速運動，例如走路、跑步和撿東西。這些肌肉中的大多數都存在於「活動肌肉」中，例如手臂和腿部。

慢縮肌

這些肌纖維收縮相對較慢，但耐疲勞，可以長時間工作而無需休息。它們主要存在於軀幹和腿部的深部姿勢肌肉中。

因此，不同類型的肌纖維之間最顯著的區別之一是，我們用來保持姿勢的肌纖維比我們用於運動的肌纖維更能抵抗疲勞。當大多數人試圖透過有意識的思考來改善他們的姿勢時——比如把肩膀向後拉或坐直——他們實際上是在使用他們的快縮肌，這些肌肉在幾分鐘後就會感到疲倦。所以，即使有良好的意圖，僅僅透過繃緊肌肉來改善姿勢，對身體而言是不可能的。但一般而言，我們可以透過釋放肌肉緊張和讓姿勢反射發揮作用，來改善我們的姿勢和我們「使用自己」的方式。這就是亞歷山大所說的，如果你停止做錯的事，正確的事情就會自行發生。

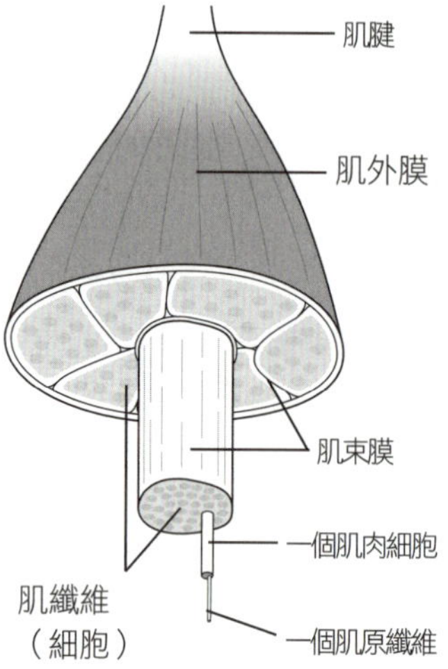

骨骼肌結構

肌肉如何收縮

如上圖所示，肌肉由肌肉細胞（或稱肌纖維）的束（肌束）組成，每個束被包圍在稱為肌束膜的纖維組織分區中。這些分區再被稱為筋膜（或肌外膜）的組織外鞘包圍。當我們仔細檢查會發現，這些長達20 公分（8 英寸）的肌肉細胞束，實際上由更多的纖維組成，這些纖維形成了肌肉的基本單位。正是在這個細胞層面上，我們可以看出練習亞歷山大技巧的效果。

這些纖維（或肌原纖維）在化學活化時會縮短，這是對神經刺激的反應。引發這個過程的化學物質取決於肌肉的類型，但反應總是相同的——即蛋白質分子的縮短。

如果肌肉處於持續緊張狀態，身體就會適應，導致整塊肌肉縮短，經常穿高跟鞋的女性就可以說明這一點。由於小腿肌肉持續收縮，肌肉變短，在某些情況下，女性在不穿高跟鞋時會發現，腳跟很難著地。

即使只是使用意念想著延長和加寬肌肉，也能使肌纖維的長度增加，如果這種情況持續一段時間，可能會使身體整體拉長。正如我之前提到的，有很多報告稱，人們在學習亞歷山大課程期間，身高增加了 2.5 公分（1英寸）或更多。但別擔心，這個過程會持續數週或數月——這是非常漸進且溫和的！

值得注意的是，任何過度的肌肉緊張都必然會將骨骼拉離原來的位置（像是肩胛骨突出而不是舒適地靠在胸腔上），這反過來又會導致其他肌肉不必要地繃緊。因此，一塊緊張的肌肉必然會影響全身。

長期增加肌肉張力也會對神經、消化、呼吸和循環系統造成干擾，從而不可避免地損害它們天生的功能。

循環系統或血管系統

這個系統由動脈、靜脈和微血管組成，每天透過這些動脈泵送相當於 36,000 公升（8,000 加侖）的血液。血管的總長度達到了驚人的 102,500 百公里（64,000 英里），如果將它們伸展開來，可以繞地球兩圈呢！

動脈和靜脈，就像神經一樣，在身體的肌肉之間穿梭。它們不是固定的管子，而是在適當的壓力下，能夠收縮和舒張，讓較多或較少的血液流過。如果血管所通過的肌肉特別緊繃，顯然就限制了血液的流動，而心臟將不得不更加努力地工作來彌補血液送出的不足，否則身體的某些部分將被剝奪血液所供應的養分。這種對動脈和靜脈的壓力，可能是造成各種健康問題的主要因素。

呼吸系統

我的學生中最引人注意的事情之一，是他們幾乎都有呼吸短淺的習慣。事實上，許多人只吸入「正常」呼吸應提供的空氣的四分之一左右。成年人平均每天呼吸大約 13,650 公升（2,800 加侖）的空氣，因此該系統有效且高效率地工作至關重要。人們呼吸短淺的原因是：

- 以低頭的方式坐著，這會限制他們的肺活量。
- 以僵硬坐姿，所以他們的肋骨相對被固定住。
- 過度收緊肋間肌（連接各肋骨間的肌肉）。
- 縮短他們的背部肌肉，導致肋骨運動受到限制。
- 背部肌肉過度緊張，因而造成脊柱縮短。這將導致連接肋骨和椎骨的關節受壓，從而限制整個肋骨的運動。

從第 113 頁練習中很容易看出，過度的肌肉活動（或缺乏肌肉活動）會直接影響呼吸模式。

消化系統

整個消化系統重度依賴身體的肌肉來執行其固有功能——無論是幫助牙齒咀嚼食物的下頷肌肉，還是迫使食物沿著消化道而下的肌肉收縮（蠕動）。事實上，整個胃是一個大的肌肉囊。正如我之前所說，一塊肌肉的緊張必然會影響整個肌肉系統，因此消化、吸收和同化過程的有效運作，將取決於整個肌肉系統的整體自由度。

鍛鍊

呼吸模式

1 坐在椅子上，注意你的呼吸：你從哪裡呼吸？你的呼吸是淺的還是深的？你身體的哪個部位運動最多？

2 現在以陷入椅子的方式坐著——陷得越深越好！

3 深吸一口氣，注意你能吸入多少空氣。

4 這一次，以非常僵硬和直立的姿勢坐著，盡可能「坐直」。

5 再次，深吸一口氣，注意吸入了多少空氣。

6 最後，以一種既不陷入椅子也不僵硬的方式坐著，深呼吸。

7 比較這三種坐姿的結果，哪一種坐姿能吸入較多的空氣，應該不言自明。

骨骼系統

任何肌肉緊張都會影響整個身體的活動，從而導致滑液關節受限，滑液關節是體內最常見和活動最多的關節。關節營養的動力仰賴關節的運動來降低關節內的壓力。這反過來又使血漿釋放到關節中，這對形成更多滑液是不可或缺的。這個過程對於有效潤滑關節至關重要，印度人就是一個很好的例子；即使年老時，他們也很少失去下蹲的能力，因為他們一直保持關節的活動——關節的活動越多，產生的滑液就越多。

骨頭確實是一種非常堅硬的物質，可以延續好幾個世紀，所以你能想像，就像患有關節炎的例子一樣，當兩塊骨頭被拉在一起並開始相互磨損時，肌肉施加的力量有多大。

因為骨骼中的每一塊骨頭都是由肌肉相互連接，如果我們的身體結構中，習慣性地存在過度緊張，實際上就是將自己的一部分強拉到另一部分。當然，這不利於我們的平衡、協調和穩定，最終將不利於我們整體的身心健康。

神經系統

神經或神經系統由神經纖維網絡組成，這些神經纖維從大腦跟脊髓（統稱為中樞神經系統）延伸到身體的其他部位。該系統的功能是向身體的每個部分傳遞並接收資訊。

許多神經纖維在肌肉和骨骼之間以及肌肉和肌肉之間傳導。如果由於壓力，讓肌肉處於永久收縮狀態，神經可能會被硬化的肌肉壓迫，引發劇烈的疼痛，例如坐骨神經痛。這種疼痛會使人更加緊張，形成惡性循環。任何經歷過任何一種神經被壓迫的人，都會告訴你那有多痛苦。

鍛鍊

肌肉張力

展示肌肉在緊張情況下可能會變得多麼堅硬：

1. 當手臂自由懸掛在空中時，感覺一下你的二頭肌（上臂的肌肉）。
2. 僅用一隻手臂舉起重物，例如一張椅子。
3. 注意一下二頭肌的感受有何不同。

反射

反射動作或反射是回應刺激的不自主且幾乎是瞬間的動作。當肌肉的長度或負荷發生變化時，稱為機械感受器的特殊神經末梢會受到刺激。有三類反射：

淺反射

淺反射包括當皮膚被輕輕觸碰或刺激時所產生的突然動作。例如：當從腳跟到腳底輕撫腳底時，腳趾的彎曲動作。

深反射

深反射取決於肌肉在休息時所處的恆定輕度收縮狀態。例如：髕骨反射，當肌肉的肌腱被快速突然地敲擊時所發生的反射，通常稱為膝跳。

內臟反射

內臟反射是與身體各個器官相連的反射。例如：當強光直接照射到眼睛時，瞳孔縮小。

所有的反射動作都是在沒有任何意識控制的情況下發生的，但在某些情況下，它們可以被推理操控。如果你拿起一個熱的盤子，反射動作是讓盤子掉到地上，但依我們的推理和智慧能知道，這會導致地板一片狼藉，所以盤子會被放到臨近的桌上。

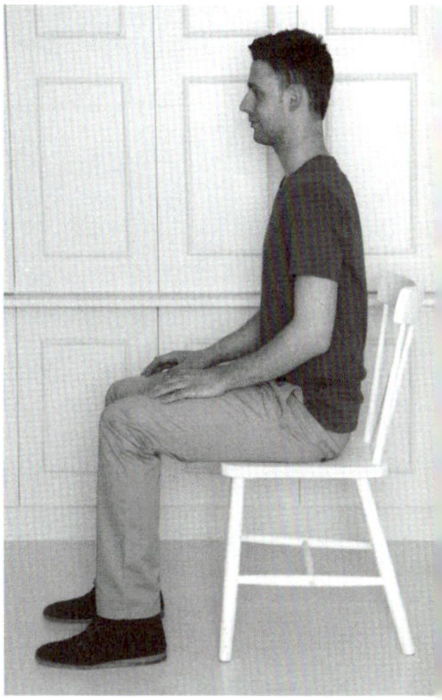

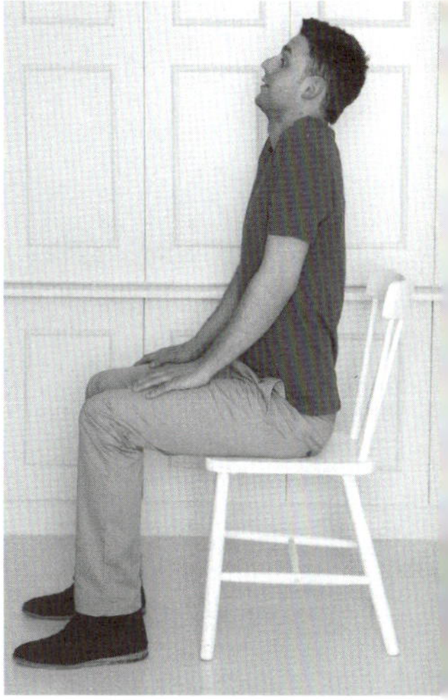

上圖中的人以放鬆的方式坐著。當恐懼反射被觸發時，肩膀隆起，頭部向後縮回，背部（底部）拱起。

（當然，這取決於盤子的熱度！）在動物身上，反射動作似乎比邏輯推理強大得多。例如，如果一隻貓被狗追趕，牠很可能因為試圖逃跑而穿越繁忙的馬路，但這可能會導致悲慘的後果。另一方面，一個人在被追趕時，會對跑到馬路上的得失迅速做出判斷。這樣一來，我們確實可以證明我們的理性智慧比反射來得更健全。

我們之所以有反射，是因為每分鐘必須進行成千上萬的調整，而我們不可能有意識的用大腦來思考它們全部。然而，我們仍然可以進行各種活動（如攜帶物品、彎腰、行走或伸出手），照理說，如果不是我們的肌肉系統透過我們的反射不斷調整肌肉張力和我們的位置，上述的活動應該會破壞我們的平衡並導致我們跌倒。

下面（第 118-119 頁）有四個練習，說明如何使用或誤用我們自己，那將影響一些主要反射。

與亞歷山大技巧相關的牽張反射

牽張反射（stretch reflex）是肌肉伸展得太遠或太快時的瞬間收縮。肌肉的伸展可能是由刺激所引起，例如脊柱椎間盤向上的壓力，或由重力等外力所引起的刺激。牽張反射的功能是，如果有突然或意外拉扯發生時，防止身體的一部分與身體結構的其餘部分脫位——功能與當今大多數汽車中所使用的慣性捲軸安全帶類似。

換句話說，如果肌肉被拉得太突然或太遠，將讓肌肉進一步縮短。這就引出了一個問題，在某些情況下，拉力是否會導致身體結構縮短。

弗蘭克．皮爾斯．瓊斯（Frank Pierce Jones）教授在《行動中的身體覺察》（*Body Awareness in Action*）一書中寫道：

身體從內部拉長的傾向賦予了它力量和精力。如果椎間盤已經擴展，那麼附著在椎骨上的小肌肉一定有被拉長，從而增強了它們的強度。肌肉的延長和強化是由椎間盤所引發，透過純機械方式，從小肌肉傳遞到較長的肌肉，該過程將持續傳遞到身體表面。運動可以進一步增強這種肌肉延展－強化的過程。當身體在對抗重力時所做的動作或身體的某一部分所做的動作，被舉起的肌肉會因為被舉起的部位對肌肉產生的拉伸而強化（重力本身促進了對抗重力的運動）。例如，從椅子上站起來時，頭部、頸部和背部會作為一個整體向前移動，而不會減少它們的長度。在此過程中，下背部、臀部和大腿的肌肉得到伸展。當伸展達到一定強度時，伸展的肌肉會有反射性收縮，伸直髖關節，進而拉伸膝蓋周圍的肌肉。因此，只需耗費很少的力氣或幾乎不需要花費任何力氣，身體就可以輕鬆平穩地站起身。

這是學生在亞歷山大課程中的體驗，被稱為「亞歷山大體驗」。

鍛鍊

測試恐懼反射

1 將雙手放在脖子後面，中指剛好相接觸。

2 背對著沙發站著，就好像你要坐下一樣。

3 現在向後倒坐下，同時試著注意雙手是否受到任何的壓力。

鍛鍊

測試腳趾反射

你可以非常輕鬆地親自測試這些反射：

1 請一位朋友坐在椅子上。

2 確定他們都坐直。將一隻手放在他們的膝蓋上，將他們的腿從一邊移到另一邊。應該很容易就能移動他們的腿。

3 現在請他們將身體向前傾，如此他們將較多的重量放在雙腳上而非坐骨上。

4 再次將手放在他們的膝蓋上，並試著將他們的腿從一邊移到另一邊。這次他們的腿應該不那麼容易被移動了。

由於更多的重量落在腳趾上，腳趾之間的神經末梢被活化，導致腿部肌肉緊繃，為站立姿勢做好準備。

鍛鍊

更輕鬆地活動

1 坐在一張廚房的椅子上。

2 以正常方式站起來。

3 再次坐下，以你平常坐下的方式。

4 現在再次站起來，但這次從髖關節處移動你整體的軀幹，有一種向前傾，有點要從椅子上、向前跌下來的感覺。

5 當你坐下時，再次想著從髖部向前彎，有一種向前傾倒的感覺。請確保你的膝蓋也彎曲。

6 重複這個過程幾次，你就會開始感到如何較不費力的活動。以一種新的方式進行這個練習，你可能會感到平衡感較佳，但請注意，你可能有錯誤的身體感覺認知，因此使用鏡子會是個好主意。

鍛鍊

使用了正確的肌肉嗎？

大多數人試圖用快縮肌而不是姿勢肌肉來改善他們的姿勢。由於快縮肌是為活動而設計的，因此它們很容易疲勞，不可能進行永久性的改變，在這個練習中，你將會看到這樣的情況。

1 像之前一樣站著或坐在鏡子前。

2 看看你是否能觀察到你有想要改變的姿勢。

3 如果可以的話，擺放一個令你自己滿意的姿勢。

4 等待幾分鐘，看看你的肌肉是否開始感到疲勞。如果它們開始感到疲勞，你就知道你增加了肌肉張力來改善姿勢，而不是釋放它。

不同的反射

跌倒反射

每當我們的結構失去平衡並且可能向後倒下時，恐懼反射有時稱為「驚嚇模式」就會被啟動。這與突然的巨響引起的反射動作沒有什麼不同。有趣的是，這種反應在頸部肌肉中最為明顯且無所不在。隨著頸部肌肉縮短和肩膀聳起，頭部向後仰，亞歷山大認為這些動作是所有人的共同習慣。這種向後倒的反應是具有充分理由的；它能保護大腦的下層，即小腦和延腦，以及脊髓的頂部。這些區域的任何損壞，都將使一個人終身喪失行為能力。然而，我們多數人每次坐到椅子上時都會觸發這種反射，因為當坐下時，我們傾向於向後倒，這是我們慣用的方法之一。

當你嘗試上述練習時，你可能會感到頸部肌肉僵硬——這就是恐懼反射，每次當我們坐下或起立時都會不必要地啟動它，直到它成為一種持續的習慣。

髕骨反射

這也許是人體中最著名的反射。醫生用髕骨反射來測試反射系統，輕輕敲擊髕骨（膝蓋骨）下方的肌腱。撞擊髕骨下方的髕腱會拉伸大腿的股四頭肌，這會刺激牽張知覺感受器，導致股神經感覺神經纖維所收到的訊息通向腰椎區域的脊髓。在那裡，感覺神經元直接與運動神經元突觸傳導，造成股四頭肌收縮。這種收縮與拮抗大腿後肌的鬆弛相協調，導致腿部踢腿。這種反射有助於保持姿勢和平衡，使一個人走路時無需有意識地思考每一步。

腳的姿勢反射

雪梨新南威爾斯大學生理學資深講師大衛．加利克（David Garlick）博士表示，軀幹中許多不自主肌肉是由腳的感覺神經末梢啟動的。這些神經末梢對壓力很敏感，因此我們放在腳上的重量越重，這些肌肉和反射的運作就越好。（即使是在坐姿的時候，如果腳底著地，也會發生腳的姿勢反射一儘管此時肌肉和反射作用在程度上有顯著的不同。）然而，正如我之前所說，許多人在站立時雙腳的施重並不平均；他們傾向於將過多的重量放在腳後跟或腳趾上，或將大部分重量放在腳的一側。

這種情況下，感覺神經末梢無法受到刺激，因此對於讓我們自動保持直立的姿勢肌肉的刺激便會少很多。因此，我們開始使用快縮肌，但它們很快就會感到疲勞，我們得費力地保持直立的姿勢；沒多久，我們的身體不可避免地開始衰退。

使用亞歷山大技巧的原理再教育，可以開始恢復身體正常的平衡，從而鼓勵人們將適當的肌肉用於適當的目的。

腳趾反射

在足部以五個腳趾為末端的蹠骨之間，有四組稱為背側骨間肌的肌肉。這些肌肉上都附著有感覺神經末梢，它們可以啟動腿部的肌肉。這些反射如同姿勢反射一樣，主要在站立時起作用。如果像之前一樣，不能均勻地施力在站立的雙腳上，這些反射將無法有效地發揮作用，我們將不得不再次使用主動肌系統，而這將需要耗費更多的力氣。

8

目標導向

不要低估「無所事事」的價值。

艾倫・亞歷山大・米恩（A.A MILNE）

過於目標導向（END-GAINING）

亞歷山大所說的「過於目標導向」，我們今天稱之為「目標導向」。這是教育體系所教導的基本態度，而我們在學校所學到的習慣將滲透到我們往後的人生中。

> 給孩子有意識的控制，你就給了他自信，這是教育重要的起點。如果沒有了自信，孩子將很快就會受到周圍環境的限制和改變；這並不是，無論是舊的還是新的教育方法所期望的結果。
>
> 弗雷德里克・馬蒂亞斯・亞歷山大

這種以達到「過於目標導向」的態度似乎滲透到生活的各個領域。作為一個物種，我們努力讓生活過得更舒適和愉快，這是很自然的。然而，這就像我們看著自己採取的行動所帶來預期的結果一樣自然。換句話說，我們需要注意我們在實現任何特定目標時所採用的方法。亞歷山大稱其為「正確方法」（the means whereby）。當我們無法達成目的時，我們往往會感到煩惱。

想想我們每天所造成的污染。記得一九六八年有一個電視節目，叫做《由於缺乏興趣，明天被取消了》（*Owing To Lack of Interest Tomorrow Has Been Cancelled*）。從那時起，我們有了很多關於全球暖化和污染對地球所造成影響的資訊，儘管我們所做所為的結果已被如此清楚地指出，但我們仍一遍又一遍地犯著相同的錯誤。溫室效應威脅著地球上的每一個物種，包括我們自己，這是一個全球「過於目標導向」的完美例子。

亞歷山大在他的最後一本書中寫道：

人們知道如何使無生命的機器保持運轉順暢的一切正確方法，並認為正確使用這些方法是他的責任，然而對如何使有生命的人類機器——他自己，運轉順暢的正確方法卻所知甚少或一無所知。絕大多數人都還沒有意識到對於這種「正確方法」具有龐大且與日俱增的需求，因此也都還沒領會到這些正確方法對於健康、幸福以及與他人保持和諧的生活藝術至關重要。

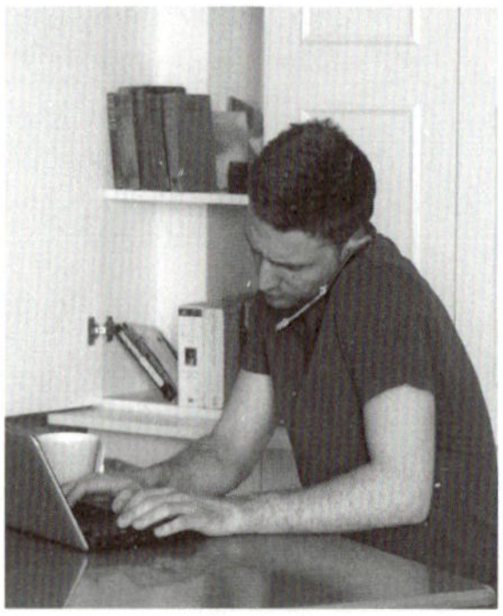

在忙碌的日子裡，我們常變得完全不注意自己。

人類對自己創造的機器性質和運作如此熟練，卻對自己身體的機制所知甚少，這難道不奇怪嗎？

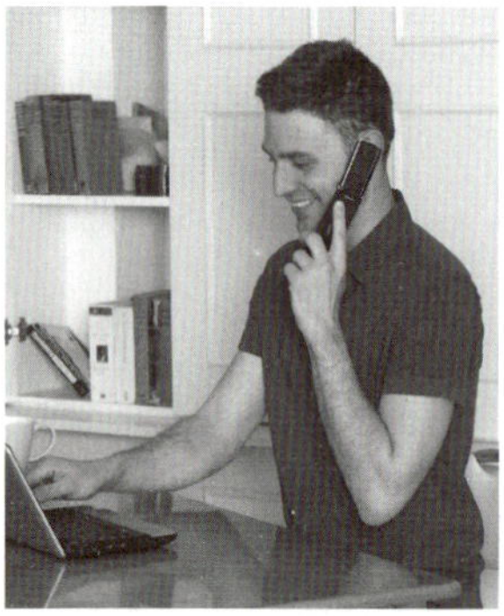

無論我們做什麼工作，重要的是要顧及我們使用自己的方式。

正確方法（THE MEANS WHEREBY）

對我們來說，有必要在生活中設定目標並實現它們；但這種情況僅限於人類。我們需要關注的是，我們在達到目標的過程中所做的事情。我們日常活動的方式反映了我們對地球的所做所為；畢竟，如果我們不尊重自己，怎麼會尊重我們所生活的地球呢？專注於達到任何目的的正確方法，就是停下來片刻並認真思考事情的自然結果。

試圖達到目的，而不去想達到這個目的最好的方式，可能會成為一種習慣——一種為未來而活的習慣，而不是活在當下。透過有意識地考慮每一步來實現目標，鼓勵我們活在當下，因此，我們更有可能實現自己想要完成的目標。注意「正確方法」並不意味著過分小心、遲鈍或小心翼翼，而是意味著將常識應用於當下的情況。

太過努力

當你仔細思考做動作的方式時，有句老話，「當一開始你沒有成功，試、再試，再試一次」變成「當你一開始沒有成功時，永遠不要再試一次……至少不要以同樣的方法再試一次。」

嘗試總是涉及過度和不必要的緊張。唯有當亞歷山大放棄非常努力時，他才能夠達到他多年來一直試圖達到的結果，即在他說話時，不再把頭向後仰，而那就是造成他聲音問題的原因。

鍛鍊

了解過於目標導向

這個簡單的程序，幫助你理解什麼是「過於目標導向」，以及在活動中變得更有意識。

1. 為自己找一個寬敞的區域，例如一個大房間，或者更好的是一個花園。
2. 走到房間或花園的一端，在另一端選擇一個物品。然後，不假思索地前往並觸摸那個物品。
3. 重複相同過程，只是這次在到達物品之前，先決定你將如何到達那個目標。
4. 重複此過程幾次，每次選擇不同的方式。

第一種方式是你習慣的方式，採用無意識的方法，但其他方式有數千種變化，是透過有意識的「正確方法」來執行的。

當我在課堂上做這個練習時，令人驚訝的是，很多人想不出超過三到四種方法來達成目標。如果你有同樣的問題，可以使用以下幾種不同的方式：跑步、行走、爬行、單足跳、蹦跳、踮腳尖、跺腳和跳躍。

以行走為例，你可以用很多不同的方式走路：快速、中速、慢速（其中仍有很多變化），走直線、弧形、鋸齒形、向前、向後、側身、身體傾向一側、身體向後仰斜、身體向前傾斜、從一邊走向另一邊的螺旋狀行走。

當然，你可以結合上述一項或多項方法；例如，你可以側身慢慢地踮起腳尖，但走直線，同時身體稍微向前傾！有大量可能的組合。

另一個練習是想出一種上面沒有提到的，完全不同的移動方式。如果你想觀察一個擅於變換動作的專家，只要觀察一個年幼的孩子，你就會驚訝於他們改變動作方式的頻率。一會兒他們在走路，接著他們在跳躍，然後他們跑了幾步，諸如此類。

再以走路為例：看看你能想到多少種不同的方法，來從「A」點走到「B」點。享受找到自己身體有的、數千種可能的運動方式。一開始，你可能很快就用完想法了，但當你變得更有經驗時，你可以透過多種方式來移動。

我們所有人的問題是，為了更加有意識的行動，我們必須開始以一種新的方式來生活。我們必須應用克制習慣反應和理性意識引導原則（意向）的原則，而不是採用已經習以為常的、危險的，過於目標導向的行為。就像其他事情一樣，你不能急於求成，我們必須滿足於穩步前進。我們很容易對是否走在正確的軌道上感到焦慮，但即使我們認為正確的事情，也往往是錯誤的。然而，只要有耐心，當你學會有意識地專注於進行日常活動的方式，你就會繼續進步。

9

習慣的力量

如果我們動腦筋，

我們可以在幾分鐘內扔掉一輩子的習慣。

弗雷德里克·馬蒂亞斯·亞歷山大

我們醒著的時候，生活中的任何特定時刻，感官都會將來自外部世界的資訊接收到我們的大腦，以便我們做出有意識的選擇。然而，大多數時候，我們有真的意識到周圍發生的事情嗎？我們傾向於思考過去發生或未來可能發生的事情。我們之中的許多人很少活在當下，因為從很小的時候開始，我們就被積極地鼓勵要思考未來。

當思考著過去或未來時，我們無法專注於現在——思考我們正在執行的活動。我們無法做出有意識的選擇，因此我們必須恢復到習慣和自動的行為模式。為了有效地練習亞歷山大技巧，我們必須活在此時此地。這使我們能夠在日常生活中做出有意識的選擇，從而提高我們的意識，使我們的感官變得更加敏銳。

下一個練習將幫助你更敏銳地看到、聽到、聞到、觸摸和品嚐到周圍的事物。因為我們養成了很少關注於當下正在做的事情的習慣，如此往往錯過了生活中的許多事情，這對我們的身體、心理、情緒和精神都是有害的。

你是否曾經在去商店的路上，因為忙著思考其他的事情，而直接錯過了商店？還是開車錯過了你住的那條路的轉彎路口，直到幾分鐘後才意識到？我相信你曾有過這樣的經驗，因為這是一種常見的經驗。亞歷山大稱其為「分心的習慣」（the mind-wandering habit）。

一位老朋友和老師曾經說過：「造物主賜給人類一份思考的禮物，但人所想的卻是他自己給自己的禮物。」我們總是可以選擇該思考什麼，但我們通常會讓自己胡思亂想，當我們試圖練習掌控思想時，才發現這幾乎是不可能的。要真正活在當下而不是分心狀態，確實需要練習，但我向你保證，堅持不懈會得到巨大的回報。

習慣

「習慣」一詞在字典中的定義是「一種受自動反應的引導，對特定情況所採取的行為」。

鍛鍊

專注在當下

1 到鄉下或在附近的公園散步。

2 留意你的視覺。花大約五分鐘時間，環顧四周，看看你能看到什麼……樹木、雲彩、草地等等。

3 寫下你的經歷。

4 然後留意你的聽覺……你能聽到什麼？也許是樹上的風，也許是孩子在笑或哭，也許是鳥兒在唱歌。

5 再次，寫下你的經歷。

6 現在把注意力轉向你的嗅覺……你能聞到什麼？

7 現在把注意力轉向你的感覺……感受風吹拂頭髮、空氣拂過臉龐，甚至是吸進和呼出肺部的空氣，以及心臟在胸腔中的跳動。

8 最後，將注意力轉移到動覺。這些「內在」的感官告訴你，你在空間中的位置。在不對感知的訊息做出反應的情況下，問問自己，當你移動時，你有什麼感覺？你感覺到身體是挺直的，還是向前或向後仰呢？你覺得自己有向左還是向右傾嗎？沒有看鏡子，你無法真正確定你的感覺是否正確，但更加意識這些感覺是有用的。

9 當回到家時，去廚房給自己做點吃的，把所有的注意力都集中在你的味覺上……食物的質地、味道等等。

10 花點時間觀察一下，你是否比平時更能覺察各個感官的感受。

有兩種類型的習慣需要考慮——有意識的和無意識的。其中一些習慣是完全無害的，另一些習慣可能是有益的，但整體來說，習慣往往不利於一個人自然和未經籌劃安排的生活方式。藉由瞭解自己的習慣，你可以選擇改變它們。

我們都會有一些上述的習慣，但並非全部。為了讓自己有值得擁有的改變，我們必須讓無意識變得有意識。當一個習慣仍然在我們的意識底下，就不可能改變它。認識我們長期使用自己的習慣，對我們的健康和幸福的影響至關重要。

法蘭克・皮爾斯・瓊斯（Frank Pierce Jones）教授在他的《行動中的身體意識》（*Body Awareness in Action*）一書中寫道：

> 習慣並不是指將個別行為「捆綁在一起」所形成的，而是每個個別行為相互作用，合在一起，形成了一種整體的習慣。

有意識和無意識的習慣

有意識的習慣

這些是我們已知的習慣，
例如：

- 總是坐在同一把椅子上。
- 每天總是在同一時間用餐。
- 吸煙。
- 飲酒。
- 每餐飯後清潔牙齒。
- 咬指甲。
- 坐立不安。
- 擠牙膏從頂部開始擠。

無意識的習慣

這些是亞歷山大常提到的使用習慣。
它們包括：

- 使頸部肌肉僵硬。
- 向後頂膝蓋。
- 過度地拱背。
- 用腳趾抓地。
- 將臀部向前推。
- 繃緊肩膀。
- 頭向後仰。
- 胸腔保持僵硬。

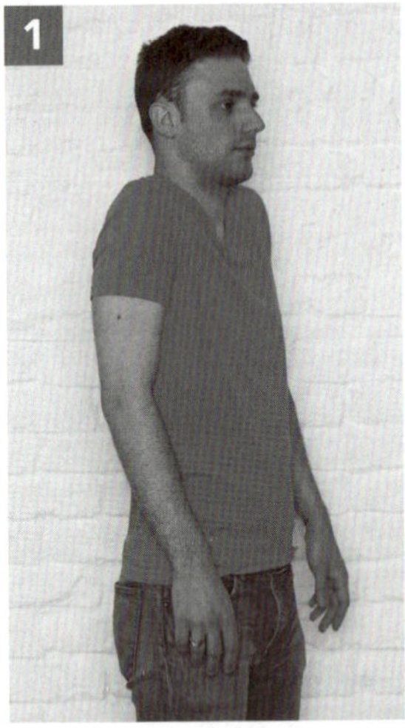

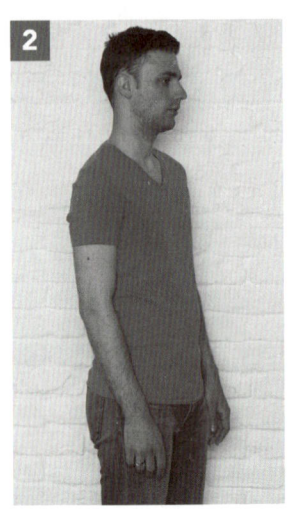

1. 很難相信很多人有聳肩的習慣，但完全不自覺。
2. 有些自我覺察的能力，我們就能輕易地改掉這個習慣。

無論某種習慣是否明顯，它總是在執行中塑造了個人的個性和人格特質。一個人可能會在一個眼神或一個手勢中，透露自己的性格。如果沒有使用智慧掌控適當的方法或機制，就無法改變習慣。如果相信沒有使用智慧掌控適當的方法或機制，就能改變習慣，那就等於相信了魔法。儘管如此，人們仍然認為，透過定律，或者透過「足夠強烈的期望」或只是「足夠強烈的感覺」，就可以改變人類行為並獲得理想結果。那是種迷信。

接著，他引述哲學家約翰．杜威（John Dewey）的言論：

> 真正的對立不是在理性與習慣之間的對立，而是在常規或不明智的習慣之間，以及明智的習慣或藝術之間的對立。舊習慣，無論它們有多好，都需要修正。智慧的功能是決定在哪些方面該進行改變。

你怎麼坐？

當我們不注意周圍事物時，往往會養成習慣。試著注意你的坐姿，看看你能否注意到你是否一再重複相同姿勢。問自己以下問題：

- 你是否將左腿跨在右腿上，還是傾向於把右腿跨在左腿上？
- 你的雙腳處於什麼位置？
- 你的手臂和手在做些什麼？
- 你是雙臂交叉還是雙手緊握？
- 你是否頭偏向一邊地坐著？
- 你是否有意識地選擇手臂、雙腿、雙腳和頭部的位置？

儘管問自己這些問題能幫助你變得更加留意自己的某些習慣，但為了更瞭解自己的個人習慣，請嘗試一個相反的練習（見第 134 頁）。

習慣的力量

這是個幾年前發生在美國，關於習慣的力量，有趣而真實的故事。

凌晨四點，一名員警在紅綠燈附近等候，這時一輛汽車從另一個方向駛過紅綠燈。警察抬頭一看，看到紅燈，以為車子闖了紅燈，但那輛車當然沒有闖紅燈。他鳴著警笛加速追趕那輛車，把車攔了下來。司機問：「我做錯了什麼嗎？」警察意識到自己犯了一個錯誤，回答說：「你闖了綠燈。」因為司機有種難以改變的習慣，就是防禦權威人物，所以他回答說：「不，我沒有。不，我沒有。我絕對可以確定燈號是紅色的！」

鍛鍊

你的習慣是什麼？

1 將你的體重平均分布在雙腳上，站起來。

2 現在將重心轉移到你的右腿上，這樣你右邊的臀部就會下沉，確保你的左腳仍然在地板上。

3 現在做與上述相反的一側，讓左邊臀部下沉。

4 這兩個動作，哪一個讓你感覺較舒服，就是你的習慣。

雙臂交疊

1 請一位朋友雙臂交疊，他可能會不假思索地就這麼做。

2 請注意他的哪隻手臂放在另一隻手臂前面。

3 請他以相反的方向交叉雙臂（即前臂現在改放在後面）。

4 十個人之中有九個人覺得這很困難；檢查你的朋友是否真的以相反的方向交叉了他的手臂。

1
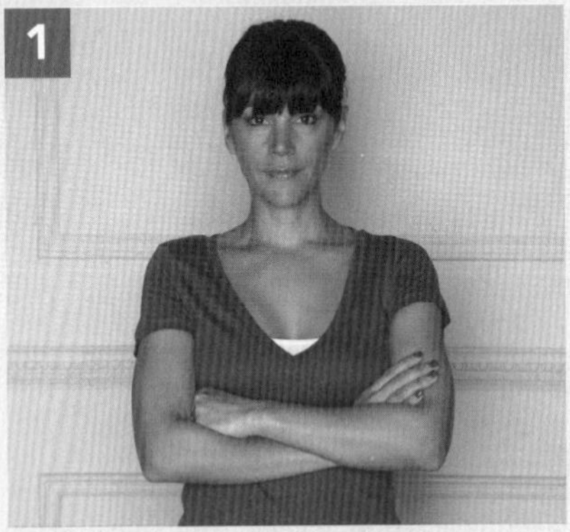

3
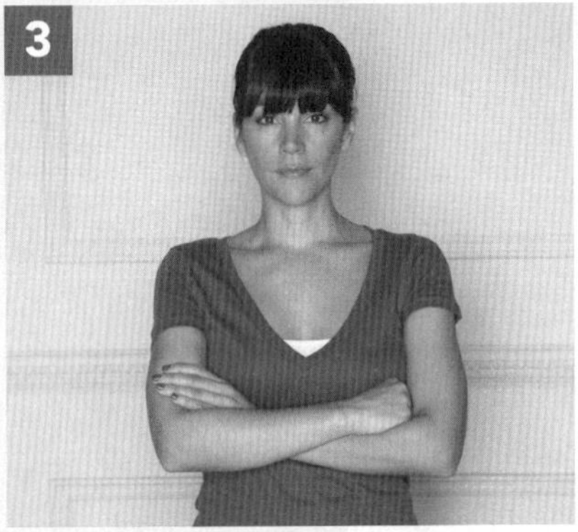

擠檸檬

試著用你較不常用的手擠檸檬或柳丁（通常是左手，因為多數人是右撇子）。

我們身體的習慣總是源於我們僵化的思維模式，這通常是由於先入為主的想法和毫無根據的假設。當我們改變移動模式時，也在改變我們的思維方式。透過理解和應用這些原則，我們能夠根除許多有害的習慣。

選擇

有句老話說：「當事情出錯時，別隨波逐流。」但是我們必須及時有意識地選擇在每個特定時刻我們要做什麼。做出真正選擇的自由，會帶給我們每個人與生俱來的精神自由。這種精神自由對於重新獲得人類尊嚴和完整性至關重要，這將使人類重新獲得作為「萬物之王」應有的地位。

亞歷山大主要的教導之一是，即使在做出了最初的選擇之後，我們也應該對「重新選擇」隨時保持開放的態度。

選擇是：做出決定的權力，是根據理性和區分的能力，而不是出於恐懼或習慣。

我記得看過一張照片，一群旅鼠等著跳下懸崖，標題是：「兩千隻旅鼠都這麼做，不會錯的！」有一次，當我在交通繁忙的時刻開車回家，我向左轉，我身後的車一定以為我知道捷徑，其他司機顯然也有同樣的想法，最後有八輛車跟著我。你可以想像，當我把車停在一條死胡同的盡頭時，他們有多驚訝！這是個有趣的事件，但由此可見，許多人自己不思考就跟著別人依樣畫葫蘆。在德國戰後的一項調查中，人們被問到：「你為什麼要親自去參戰？」幾乎所有人都說，「因為其他人都要去——我根本不想去。」

鍛鍊

自由選擇的祕訣

這個練習簡要地展示了亞歷山大技巧，但如果在上了幾節課後再做練習，會最有效益。

1. 選擇一個任何人都能做的動作，但為了練習，試著將手臂舉到你的面前，直到它與你的肩膀齊平。
2. 克制任何立即舉起手臂的反應。
3. 給予自己以下指令：想想你的頸部是放鬆的，這樣你的頭部就會向前和向上，延伸並擴展你的背部。
4. 繼續練習這個指令，直到你相信你已經足夠熟悉它，以達到在不緊繃頸部肌肉的情況下，能舉起手臂的目標。
5. 在繼續思考你的指令的同時，停下來有意識地重新考慮你最初的決定。問問自己，你是否會繼續做舉起手臂的動作，還是不會？或者你會做一些其他動作，例如，抬起你的腿。
6. 然後做出一個新的決定。像是：
   - a 不要繼續進行而並得到你原本的「結果」，在這種情況下，持續給予自己第三個步驟中所列出的指令。
   - b 決定做一些完全不同的動作（例如，用抬起腿取代舉起手臂的動作），在這種情況下，當你執行最新的決定並實際抬起腿時，持續給予你的指令。
   - c 繼續舉起手臂，在這種情況下，繼續執行你的指令，保持你對自己新的「使用方法」，然後做舉起手臂的動作。

上面這個練習似乎是一種以長篇大論的方式來做一個簡單的動作，但這就是自由選擇的祕密。透過練習，它可以非常迅速地完成。

在以上三個選項之中，你實際上做的事為：

停下來
做出決定
但始終要持續給予自己指令

請記得：如果你所做的是你一直以來所做的事……那麼你將得到你一直以來所得到的結果。

10

身體、心理與情緒合一

你將無論是身體上的或心理上的還是精神上的一切，
都轉化為肌肉的緊張。

弗雷德里克．馬蒂亞斯．亞歷山大

許多早期的哲學家意識到，心理、身體和情緒都是相互連結的。「現代醫學之父」希波克拉底（Hippocrates）在兩千五百年前得出結論，人的健康與自然環境有直接相關；他堅信，身體的治癒與心理和情緒的健康是不可分的。他說，在正確的心理和情緒條件下，身體具有自然的自療能力。同樣，柏拉圖堅信「如果不對整體進行治療，就不應該嘗試對部分進行治療」，而蘇格拉底則宣稱：「實踐即存在。」

然而，在亞歷山大的時代，這種古老的智慧幾乎被遺忘。心理、身體和情緒通常被視為非常獨立的實體。精神病院與治療身體疾病的醫院有很大的不同，在很大程度上，它們今天仍然如此。即使我們在醫學上取得了驚人的進步，但在治療身體疼痛的區域時，通常沒有將身體視為一個整體，更不用說考慮到患者的心靈或情緒狀況了。因此，亞歷山大被要求重新發現一些基本和古老的定律。

重新發現基本定律

在對自己的觀察中，亞歷山大意識到他身體的每個部分都與其他部分相互連結。他注意到，當他停止將頭向後仰時，他的腳趾在地上是放鬆的——毫無疑問地，他已有過這個經歷。這向他表示，他的頭和腳之間的一切，都受到同樣習慣的影響；但今天的許多療法，仍然忽略了此一基本原則。

如果有人的背部有問題，那麼就只有他們的背部接受檢查和治療；然而身體的其他部位也會感到疼痛。根據我作為亞歷山大老師的經驗，許多背部、臀部、膝蓋或腳踝的問題，都是因為頭部向後仰到脊柱上所直接引起的；或者有人可能因為雙腳站立的方式，導致頸部或肩部問題。

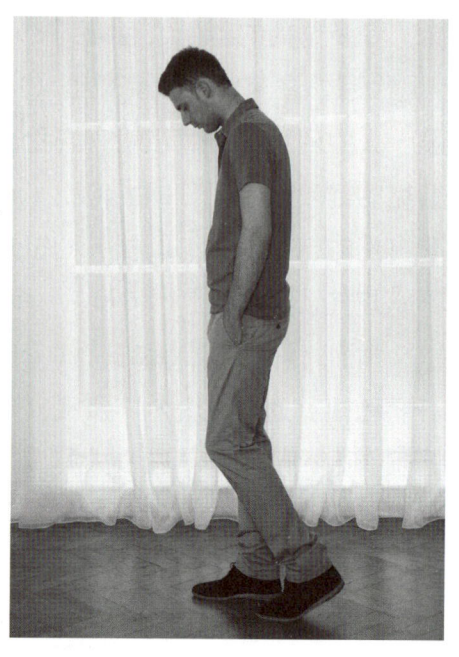

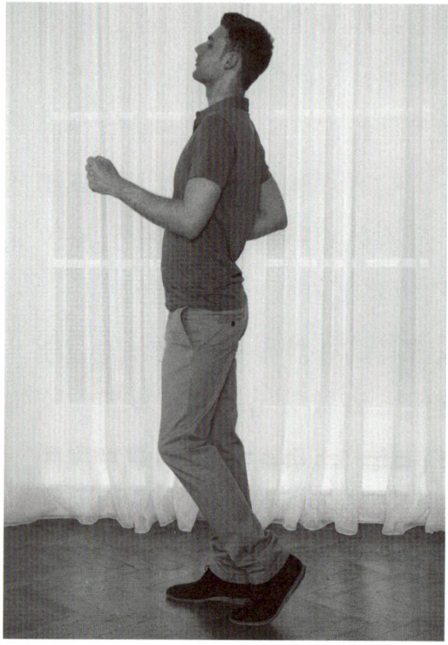

不同的心態產生截然不同的移動方式。

亞歷山大接續的認識是，當他能夠釋放頸部的緊張感時，影響他一生健康的呼吸問題就消失了，那是造成他聲音問題的根源。透過他自己和其他人的經歷，亞歷山大確信身體、心理和情緒不僅相互影響，而且實際上是不可分割的。它們只是同一實體的不同面向。

這個簡單的基本原則意指，牽一髮而動全身。在我們周圍很容易發現這個原則。例如，一位足球員輸了比賽走過球場的姿勢和他剛贏了一場球賽後的動作完全不同。人們在公車站等車上班的站姿和在機場排隊等著去度假的站姿也非常不一樣。在我擔任駕訓班教練時，當我的學生在考完駕照後，從他們下車的方式，我就可以立刻知道他們是否通過了考試。

我們的想法和感受將直接影響我們的站姿、坐姿和行動。同樣地，如果更加意識到自己做事的方式，並注意我們做每個動作時在想什麼，即使是掃地或洗碗，也可以是一種有意識的行為——而意識會帶來幸福。

身體、心理和情緒的習慣

由於亞歷山大技巧的整個基礎都建立在，任何形式的人類活動都不可能將身體、心理和處理情緒的過程分開的原則上；因此，我們一生中可能採取的任何身體的習慣，都將始終存在於我們的思想和情緒中。如果透過更有意識，我們能夠改變身體進行活動的方式，那麼自然而然地，我們對生活的心態和感受也會發生變化。

因此，不快樂或不滿足的感覺，必然直接影響我們使用身體的方式，這就是為什麼亞歷山大總是提到「使用自我」而不是「使用身體」。透過應用技巧的原則（克制習慣反應和理性意識引導原則（意向）），我們可以改變我們思考和感受的方式。

亞歷山大在他的《個人建設性的有意識控制》（*Constructive Conscious Control of the Individual*）一書中，用了一整章來討論幸福的主題，他寫道：

> 我現在要努力表明，今天大多數成年人表現出缺乏真正的幸福，是因為他們正在經歷這樣一個事實，即他們對自我的心理－身體的使用沒有改善，而且不斷在惡化。這與那些有缺陷、不完美、個性的不良特質、脾氣、性情等有關，這些協調性不完美的人

在生活中掙扎的特徵是，他們的心理和生理受到某些不適應的困擾，這些不適應實際上在睡眠和清醒時間，都設下了令人易怒和有壓力的條件。雖然適應不良仍然存在，但這些不良狀況每天每週都在增加，並助長了令人不滿意的心理－身體的狀態，我們稱之為「不幸福」。難怪在這種情況下的人會變得越來越煩躁和不快樂。受刺激與幸福不相容，然而人類卻在文明生活方式的要求下，運用這個已經受到刺激的身體進行所有生理和心理的活動。照理說，如果人類的身體已經處於受刺激的狀態，那麼他所做出的每一分努力，必然會使這個身體更加受到刺激；因此，隨著時間的流逝，他獲得幸福的機會就會減少。此外，他的幸福體驗越來越短，直到最後他被迫躲避在不幸福的狀態中避難，這種不正常的心理一身體的狀態，就像人們在經歷痛苦時，得到不正常形式的滿足一樣，是種不健康的狀態。

受刺激和壓力折磨的人的心理－身體的狀況，使得他在任何方面所做的努力，都或多或少地與那些沒有受到如此困擾的人的努力相比來說失敗；並且這可能比沒有來自外部的刺激，成就上的失敗（無論是相對的還是完全的）更容易激怒那些已受壓力和刺激的人，沒有什麼比這對我們的情緒、自尊、幸福或自信產生更糟糕的影響了。——事實上，一般來說，是對我們的性情和性格所產生的不良影響。

透過改變進行日常活動的方式，就能直接影響我們思維和感受的方式。如果在做每件事時，能慢慢地、有意識地去做，會發現我們很享受自己做事的方式。我們自然會感到更快樂，心也會更平靜。

簡而言之，大多數人從小就被鼓勵採用的習慣的生活方式，必然會影響我們的身心健康。反過來，這將以有害的方式影響我們的運

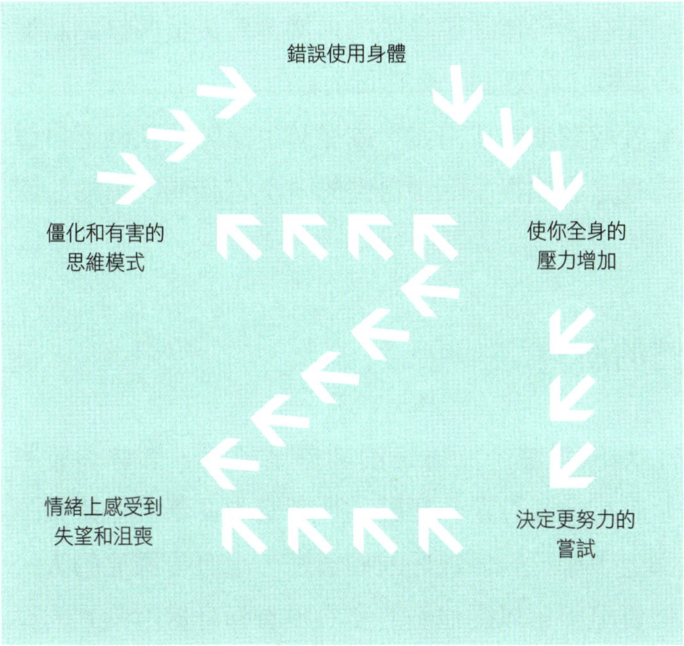

心理、情緒和身體不和諧的永無止盡的循環。

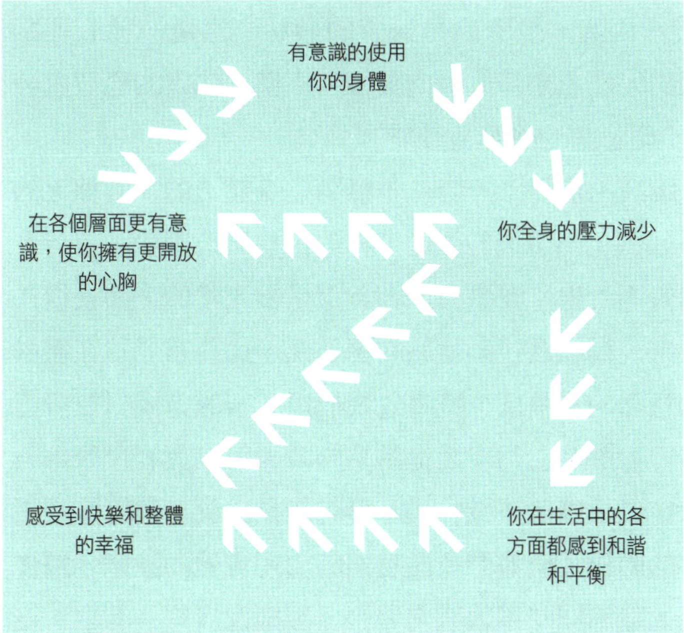

心理、情緒和身體和諧與幸福的恆久循環。

作，導致沮喪、憤怒和缺乏自信或不幸福的常態。然後這些情緒狀態本身，就會開始成為習慣（見第 143 頁的圖示）。

沒有人一生下來就感到憤怒或沮喪，或從有生命開始就缺乏自信或自我價值；這些感覺是我們從生活中得到的，不是我們固有的心理狀態或情緒所構成。

經驗會影響我們的肌肉

所有的情緒或心理的經驗，無論是消極還是積極，都會影響肌肉。如果這些經歷是有壓力的且足夠頻繁，那麼肌肉就學會保持緊張狀態，最終在體內固定下來。一個很好的例子是，患有憂鬱症的人，雖然是精神疾病，但實際上可以從他們的姿勢中看到身體所受到的壓抑。「憂鬱」這個詞實際上描述了一種物理形狀；就好比實際上，你可以壓扁一個紙箱。因此，憂鬱症是身體的形狀，也是一種心理狀態。透過應用亞歷山大技巧來釋放肌肉緊張，不僅一個人的體型會發生變化，對人生的心理狀態也會產生改變。

亞歷山大曾經說過，我們將一切——無論是身體上的、心理上的還是精神上的——都轉化為肌肉的張力。釋放這些肌肉緊張，有時會將埋藏的情緒帶到表面；但不要擔心，因為這是很正常的，而且很快就會過去。在我看來，釋放這些無意識的緊張感，比將它們積在體內要好得多；這些無意識的緊張感，將導致我們以有害的方式對待自己和他人。有時，心理治療師在為客戶提供諮詢時，可以與客戶取得一定程度的進展；然後似乎無法更進一步。這可能是由於，儘管客戶正在關注心理和情緒的問題，但他們並沒有同時處理身體的狀態。關注心理和情緒問題時，除非同時釋放肌肉緊張，否則進展往往有限。結合心理治療和亞歷山大技巧，通常可以事半功倍。

然而，重要的是，人要自己能釋放緊張，學會在未來能避免感到緊張的方法，否則這種改變很可能是短暫的。至關重要的是，人變得有能力改變自己的生活。

經常有人因為身體方面的問題（例如背部或頸部問題）而來找我上亞歷山大的課程，但他們經常說，由於這些課程，他們感到更平

鍛鍊

改變你的想法

1 閉上眼睛躺在地板上。

2 想像自己處於壓力大的情境，比如上班遲到，或者在一個陌生的國家迷了路，周圍的人都不友善。

3 幾分鐘後，看看你是否能感覺到肌肉張力的變化。

4 注意你的呼吸和心跳。

現在以稍微不同的方式重複這個練習：

1 再次，閉上眼睛躺在地板上。

2 這一次，想像在美麗的夏日，你在海灘或花園裡放鬆。想像一下，你感到滿足，一切感覺都很完美。

3 幾分鐘後，看看你是否能感覺到肌肉張力的不同。

4 你的呼吸和心跳是否與之前不一樣？

記住，改變的只是你的想法，但你的想法可能影響你的身體和情緒狀態。

靜、更快樂。其他人說他們睡得更好了，家裡的爭吵減少了；另一些人則因為他們的自信和自尊心增加而感到驚訝。使用亞歷山大技巧，你不必回到過去去了解或經歷過去的創傷。釋放當下的緊張情緒，將幫助你改善生活中的許多方面。

案例故事

派屈克・史坦頓（Patrick Stanton）
年齡：35｜職業：建築工人

派屈克大約兩年前從梯子上摔下來，在這段時間內，大部分的時間工作都停擺。雖然最初他的傷勢在很短的時間內就痊癒了，但後遺症是他的左膝仍然疼痛。

「自從我出意外以來，一直處於痛苦中，我偶然發現亞歷山大技巧已有近兩年的時間了。我在意外後變得孤僻，有時非常沮喪，這當然也對我的家人產生影響。他們富有同情心，但過了一段時間後，緊張氣氛開始加劇，爭吵不斷增加。儘管我已經嘗試好幾次，但仍不能回去工作，而社交生活也變得毫無樂趣可言。痛苦和折磨開始占據我的生活。

在上了第四堂或第五堂課之後，我能夠看到，是我自己造成我的不舒服。我養成了繃緊左腿的習慣，最初可能是在發生事故後才這樣做的。起初我簡直不敢相信問題這麼簡單，這是我二十個月以來，第一次毫無痛苦地走出教室。事實上，疼痛確實在第二天又回來了，但這個經歷給了我希望，所以我堅持繼續上課，現在的我至少有百分之九十五的時間不會感到疼痛。然而，在這個過程中，我學到了很多關於自己的知識，多虧上了這個課程，否則我永遠不會知道。我非常感謝這門技巧及老師的耐心。」

3

如何幫助你自己

11

覺察與觀察

我們沒有看到事物本來的面貌，我們看到的是我們以為的樣子。

阿內絲・尼恩（ANAÏS NIN）
《阿內絲・尼恩日記》（*THE DIARY OF ANAÏS NIN*）

必須指出的是，本書不能替代亞歷山大技巧課程。正如我之前所說，一本「自學駕駛」的書並不能免除駕駛課程的必要性。這本書應該在實際開始上亞歷山大技巧課程之前或與亞歷山大技巧課程一起使用，作為輔助的指南（見第十四章）。

這樣做的主要原因是，讓一個在這個領域有經驗的人以客觀的角度，並能更清楚容易地看到他或她的學生「誤用」了自己。請記住，亞歷山大花了好幾年的時間才發現導致他失聲的原因。我們大多數人既沒有時間也沒有耐心去達到他所做的事情；也沒有這個必要。他留下足夠的資訊，使自我發現的過程變得容易得多，但仍建議要有一個嚮導，因為這條路沿途有許多陷阱和障礙。

值得重申的是，我們沒有學習任何新東西；這是個忘卻所學的過程。一旦我們停止做導致問題的事情，「正確的事情」就會自動取而代之。

觀察

觀察自己和他人，是在最簡單的活動中意識到我們有多麼錯誤地使用自己的身體的第一步。一開始在別人身上看到它要容易得多，只因為你比較客觀。在觀察他人時，試著研究他們的整體而不是特定的部位，並問自己以下問題：

這個人

- 站直了嗎？
- 身體有向前傾嗎？
- 身體有向後仰嗎？

如果他們向前傾或向後仰，是從哪個部位開始彎曲的？

- 從腳踝？
- 從臀部？
- 從上背部還是肩膀？

從側面觀察應該是最能清楚地看到我們許多人都有的不對稱或畸形的樣子的最佳方式。你將會經常看到兩種或兩種以上不同的傾向，但具有相反的力量：例如，有人可能從腰部向後傾斜，但他們的頭部和肩膀從胸部的上方向前傾（如右圖所示）。觀察人們坐著時所採用的不同姿勢也很有趣。如果可能的話，請注意個人在生活內部和外部壓力造成傷害時，所採取的不同坐姿。

當你開始感覺到你所看到的許多人缺乏平衡

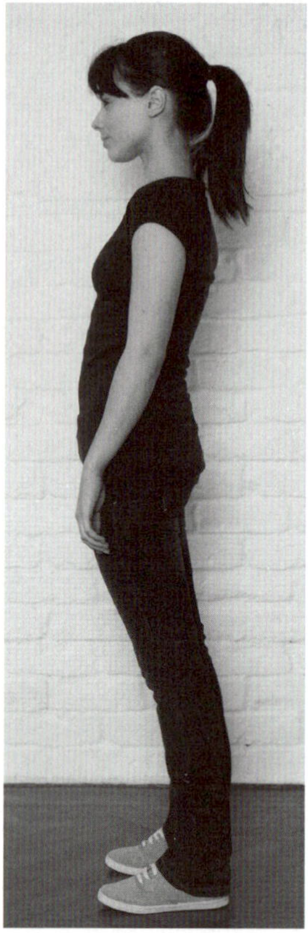

常見的站立姿勢。這位女性將骨盆向前傾，背部拱起，從腰部向後傾斜。反過來説，這會導致腿部緊繃，肩膀向前內縮。

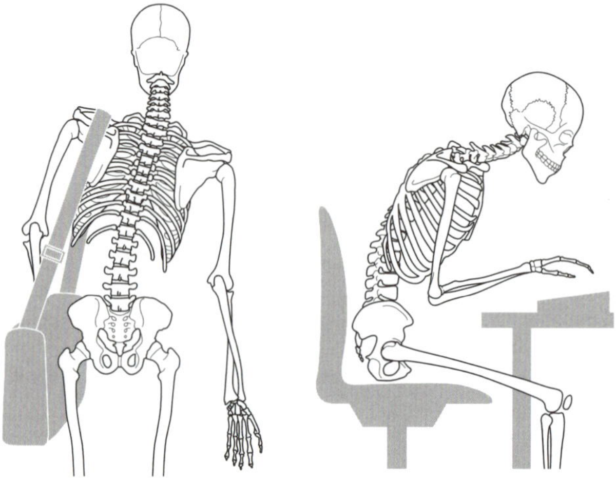

不平衡的姿勢會給我們整個骨骼系統以及所有內臟器官帶來壓力。

時，開始觀察自己，看看自己是否也在做相同的事情。你必須盡可能保持客觀，並保有幽默感，會有所幫助！亞歷山大以前常說，「這項工作太嚴肅了，以至於不能太嚴肅地對待。」

案例故事

艾倫・卡佩爾（Alan Capel）
年齡：39｜職業：貨車司機

我以開卡車為生，並完全迷上衝浪。幾年前，我右膝蓋後面「令人討厭」的疼痛，變成了慢性坐骨神經痛，導致從腰椎底部一直延伸到腳趾的疼痛。這使我的腳趾蜷縮在腳下，走路變得困難和痛苦，更重要的是，我無法駕駛卡車。

作為一名衝浪者，我是一個樂觀主義者，而且我沒有為這樣的事件投保。我整個「努力工作，盡情玩樂」的人生觀，突然扔回到了我的臉上，然而我並不知道原因。我求助的所有人，也都不知道原因。

沒有工作⋯更不用說衝浪了。沒有足球賽可看。沒有成就感。沒有值得驕傲的事。沒有令人滿意的事。沒有滿足感。這種痛苦沒有任何理由——只有無休止的疼痛，它剝奪了我生命的能量。

我的大兒子當時才三歲，不明白為什麼他的父親不能和他一起打鬧，隨著他弟弟的到來，我拼命尋找問題的答案。在我小兒子出生後的六週內，我因切除脊柱底部壓迫坐骨神經的脫垂椎間盤而住院。

兩週後，我回到家中，狀態比以往任何時候都更糟，我的外科醫生告訴我，我的椎間盤很好。雖然醫療顧問很清楚我處於相當痛苦的情況下，但他無法為我解釋原因。

醫生、整骨醫生、物理治療師、針灸師、顧問、護士、外科醫生，甚至信仰治療師都盡了最大努力，但無濟於事……就在這時候，一位朋友推薦了亞歷山大技巧課程。

我開始上課，主要是因為想不出還能做什麼。因為沒有一夜之間會發生的奇蹟，因此也沒有期待會得到什麼。在上了十五堂課後，真正的變化開始發生了；這些變化不僅減輕了疼痛，而且改變了一些我從來不知道這些存在的層面。毫無疑問，亞歷山大技巧屬於再教育的領域，即教導你如何使用你的身體和你的思考。這項技巧讓我有機會擺脫一些導致我坐骨神經痛根源的有害習慣，使我能夠重新回到駕駛座上，找回自己的生活。真正的自由選擇權又再次回到了我的手中。

如果你確實注意到自己有任何你認為可以改進的地方，重要的是，不要試圖立即改變它。因為，為了改善這種情況所做的任何改變，總會導致壓力增加，從而鼓勵這種習慣變得更加根深蒂固。人類的普遍傾向是立即達到想要的結局，但至關重要的是，運用我們的推理，先找出導致問題的原因。換句話說，我們必須「放棄」去做某事而不是去「做」另一件事情，這說來容易但做起來難。這時，亞歷山大課程的教導就變得無價了；當你身體的緊張感增加而不是減少時，你的老師會立即發現。

站立

為了在站立時更了解自己，問問自己下列問題：

- 我是否將重心放在其中一條腿上，還是雙腿重量平均地站立？即使你的雙腳平均站立，嘗試移動一下，使一條腿上的重量比另一條腿的重量稍重；然後相反一邊，重複此過程。哪種姿勢讓你感覺更舒適就表明那是你的習慣。
- 我是站在我的腳跟上較多，還是我的腳掌上？這將有助於看出你是向後傾斜還是向前傾斜。
- 我是用腳的外側站立，還是用腳的內側站立較多？注意：每隻腳可能不同，例如，你可能用左腳外側和右腳內側站立。
- 我的膝蓋是否因為過度緊繃而向後鎖定，或是否過度放鬆而導致膝蓋彎曲呢？

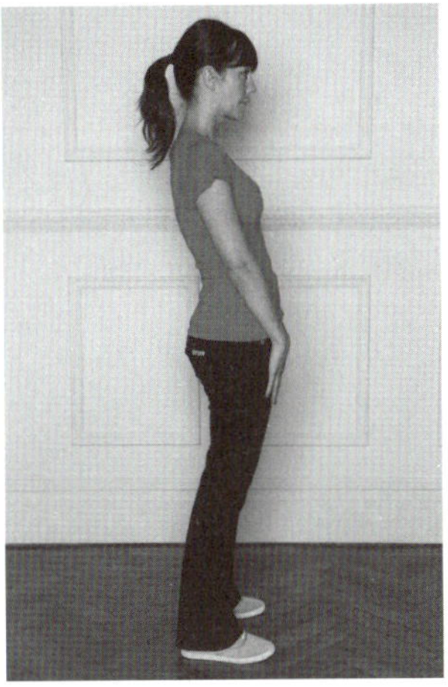

這位女性的站姿不平衡，她向後傾斜，使背部過度拱起，很可能導致下背部的問題。

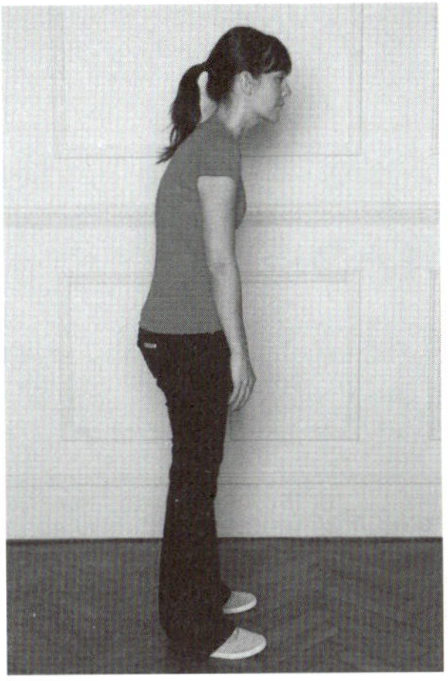

這一次，她太向前傾，有可能是她花很多時間趴在桌上。

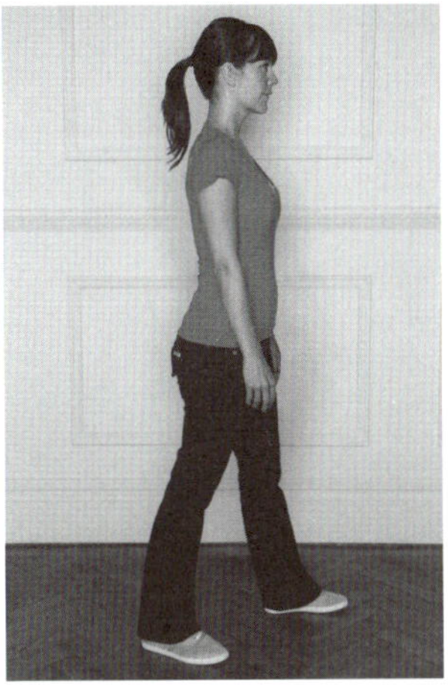

現在她很穩定且保持平衡，肌肉系統需要做的事便少得多。

關於站立的任何其他方面，都將涉及我們的本體感覺（這個感覺告訴我們在空間中所在的位置），這感覺可能非常不可靠；因此，有必要使用鏡子或攝影機來得到準確的資訊。

如果透過問自己之前的任何一個問題，你開始注意到自己有站立不平衡的習慣，那麼暫時放大這種傾向，會幫助你了解這種習慣對你的整個架構造成了多大的壓力。換句話說，如果你傾向大多用左腿和腳的外側站立，那麼就進一步放大這個習慣，再多用左腿和腳的外側站立。幾分鐘之內，你就會開始感覺到整個結構失去平衡。這種感覺在某種程度上一直伴隨著我們，只是我們沒有意識到，因為我們的習慣凌駕於我們的本體感覺之上。

只要意識到我們的站姿，就能開始帶來有利於我們福祉的改變。

改善你的站姿

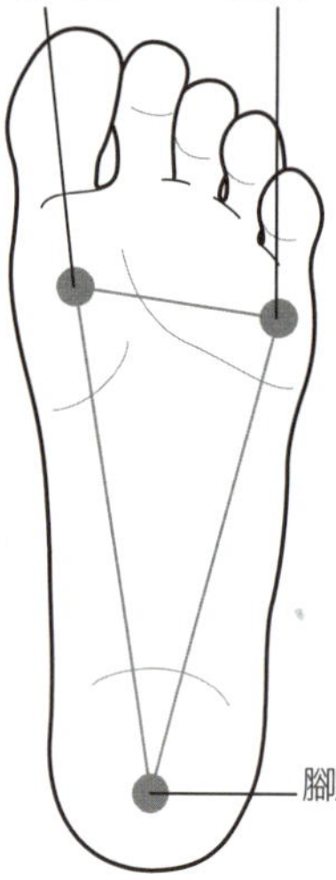

腳底顯示圖顯示該與地面接觸的三個點，以建立三腳架的效果，這有助於保持我們的平衡。

儘管亞歷山大並不提倡一種正確的站姿，因為這會鼓勵一套新的習慣。但他確實留下一些有用的建議，讓大家記得站立時要注意的細節：

- 站立時雙腳間隔約三十公分（十二吋）。這能提供身體其他部位，更穩固的支撐基礎。
- 長時間站立時，將一隻腳放在另一隻腳後面約十五公分（六吋）的位置會很有幫助，這樣身體的重量主要落在後腳上。雙腳彼此應成四十五度角，這樣可以防止一側臀部下沉，影響到整體結構的平衡。這對我們這些習慣將重心放在單一隻腿上而非雙腿的人來說，特別有幫助。
- 如果你發現骨盆向前推進，讓它向後退而不改變平衡，也不要故意將身體向前傾。這有助於消除站立時骨盆向前推的常見傾向。當進行此觀察練習時，最好放一面全身鏡在旁邊。
- 每隻腳有三個點，形成一個三腳架。第一個點是腳跟，第二個點是大拇趾球，第三個點位於小趾球（請參閱左側圖示）。工程師們都知道，物體至少需要三個接觸點，才能保持穩定。如果我們只站在這三個點中的兩個上面，平衡就會較差，因此更多的肌肉會緊繃，以試圖保持身體的平衡。下次鞋子磨損時，請看看磨損最嚴重的地方，因為這可以很好地顯示出整隻腳是否平均受力。

鍛鍊

站在鏡子前

做這個練習時，使用一面或甚至兩面鏡子：

1. 面對鏡子，以一種感覺舒適的方式，閉著眼睛站著。
2. 睜開眼睛，看看你對自己站立方式的想法，是否與實際相符。
3. 仍然閉著眼睛，試著在鏡子前，以你感覺完全對稱的方式，讓自己站直。
4. 再次睜開你的眼睛，看看你所看到的和你所感受到的是否相符。
5. 側身站在鏡子前，重複上述步驟。

坐著

與你在站立練習中觀察自己的方式類似，你可以在坐著時提出下列問題：

- 我是正坐在我的兩塊坐骨上，還是較偏好坐在一側？
- 當我坐著時，通常都翹腳嗎？如果是這樣，我是否優先選擇翹哪條腿？
- 當我坐著時是癱坐著，還是傾向於坐得挺直？
- 我的雙腳是否與地板接觸，從而支撐腿部的重量；或者我的腿是否在椅子下或在我前面向前伸展？如果是這樣，腿部將不得不由下背部支撐，從而使下背部承受額外的壓力。
- 我是否總是斜靠著椅背來支撐？如果是這樣，姿勢肌肉就會慢慢變得沒有得到充分利用。

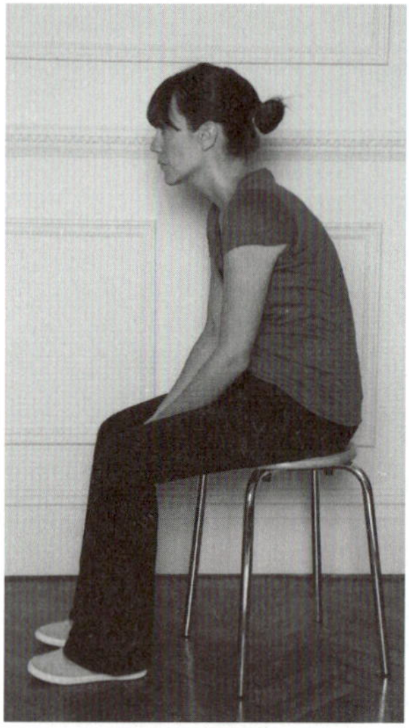

彎腰駝背地坐著，會帶給內臟壓力。

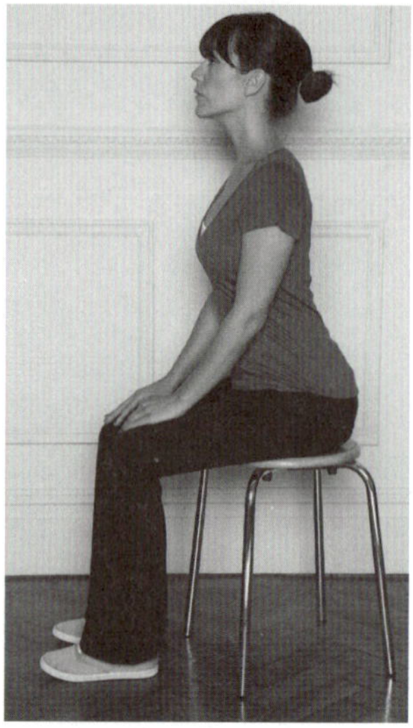

以過於僵硬的方式坐直，會過度拱起背部，造成過度緊張。

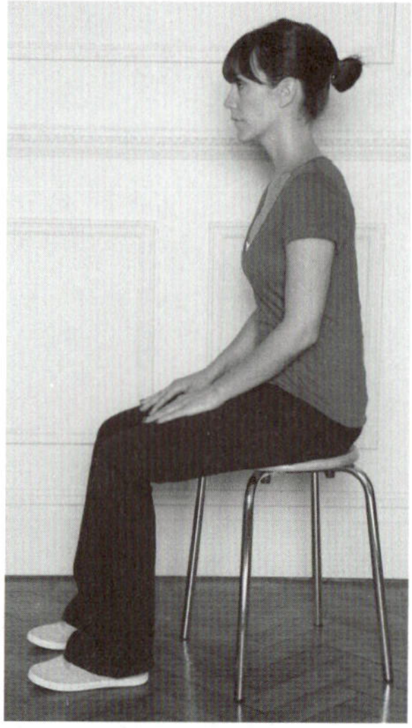

以平衡和穩定的方式坐著，對身體造成的壓力就小得多。

再次使用鏡子來檢查你實際的坐姿可能會有所幫助。重要的是要明白，沒有任何一個坐姿是對的或錯的。我們的身體可以在短時間內適應幾乎任何姿勢：只有當我們有難以改變以某種方式坐著的習慣或長時間固定一個姿勢時，才會讓身體的一個部位，長時間處於相當大的壓力下。需要不斷意識到，當坐著的時候，不要採用「固定」坐姿。請看上面的照片序列。前兩張照片顯示了許多人在坐著時採用的典型姿勢，而第三張照片則顯示了這個人以平穩的方式坐著，既不彎腰駝背也不僵直地坐著。

有個孩子們養成的常見習慣，就是趴在學校的課桌上。老師意識到這種不良的傾向，出於好意，指導孩子們坐直。孩子們無論是出於恐懼還是渴望取悅老師的心態，會透過挺胸並收縮所有背部肌肉來過度伸直，從而形成過度誇張的腰椎曲線。由於老師只從前面看到孩子，不會注意到孩子們下背部明顯突出。

這樣一來，很多孩子就開始用過度的肌肉張力來保持自己坐直的姿勢，經年累月地重複這個習慣，往往會導致慢性腰痛。這是最常見的疼痛類型（有關肌肉及其工作原理的完整描述，請參見第七章）。

鍛鍊

我是怎麼坐的？

一面鏡子可以揭示我們是否患有錯誤的身體感覺認知：

1 把你的椅子放在鏡子前，不照鏡子，按照你平常的方式坐著。

2 然後看看你鏡中的影像，看看你對自己坐姿的想法，是否與實際相符。

3 同樣，在不使用鏡子的情況下，盡量兩邊對稱地坐著。

4 再次使用鏡子，檢查看看自己是否：
 - a 你的頭偏一邊。
 - b 你一邊肩膀比另一邊肩膀高。
 - c 你沒有向一邊傾斜。
 - d 你的雙腿和雙腳也是相對稱的。

重要的是要明白，這個練習的目的不是讓你對稱地坐著，而是意識到實際坐姿離我們感知的姿勢有多遠。每天做此練習，重複一兩個星期，寫下任何你所觀察到的結果，你很快就會看到你「使用」自己的模式顯現出來。

記住，人類不是為長時間坐著而設計的，而且很少有椅子的設計師真的瞭解人體的運作方式。因此，如果你確實必須連續坐好幾個小時，請確保你經常站起來走動。有時你也可以步行到附近的地方而不要開車。

值得注意的是，坐著時脊椎承受的壓力比站立時大得多。大多數椅子，尤其是汽車座椅，都會向後傾斜，導致坐在上面的人向前傾倒，而人們必須繃緊許多肌肉來對抗這種影響。但是，你可以購買具有可調節座椅的椅子，以便需要時可以將其放平或向前傾斜。這有助於防止經常發生的臀部下沉或癱坐在椅子上。你也能透過在任何椅子的後腳下方

1. 傾斜的椅子往往會助長姿勢不良。
2. 試著把書放在椅子的後腿下面，看看感覺有多大的不一樣。

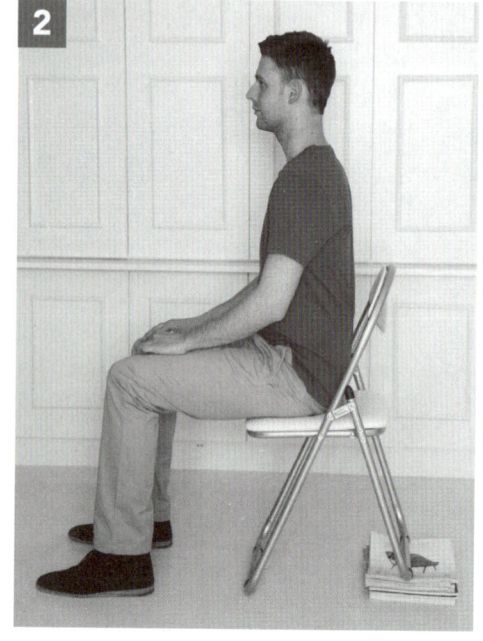

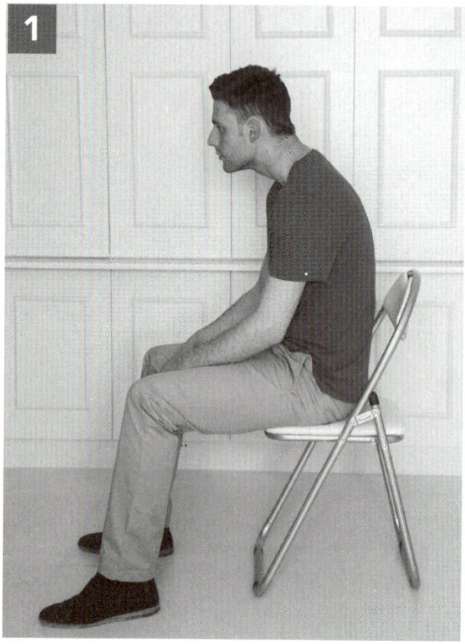

放置一塊五公分（兩英寸）的木頭或相同厚度的書來產生相同的效果。親自嘗試一下。

一個具有成本效益的解決方案是在大多數向後傾斜的椅子上放置一個楔形椅墊。有關在哪裡可以找到楔形靠墊和支撐椅子的資訊，請參見第 191 頁。

12

讓你的背部休息一下

完美的脊柱是保持人體機器的狀態和用途至關重要的因素，
這些狀態和用途共同為完美的健康而工作，
但相對而言，
很少人不以某種形式或在某種程度上遭受脊柱彎曲的困擾，
也許是相當不自覺地。

弗雷德里克．馬蒂亞斯．亞歷山大

背痛在我們的社會中相當普遍。根據英國衛生安全局公布的最新數據，背痛影響到英國多達五分之四的人。在美國，統計數據也好不到哪裡去——根據勞工局的數據，美國公民每年因背痛而花費在醫療保健和殘障津貼高達三千八百億美元，令人震驚。背痛在健康問題中是僅次於心臟病和癌症的最昂貴的第三大疾病。

多年來，針對亞歷山大技巧的研究很少，但英國南安普敦大學和布里斯托大學對此進行了一項主要研究。該研究結果發表在二〇〇八年八月的《英國醫學期刊》（*British Medical Journal*）上，讀起來饒富趣味。

結果顯示，那些參加過亞歷山大課程的患者聲稱，課程對背痛有整體正面的影響，顯著減少了疼痛天數，並改善了患者的身體運作和生活品質。該研究試驗比較了以下群體的長期益處：上過六堂亞歷山大技巧課程的人、上過二十四堂亞歷山大技巧課程的人、接受過六次典型按摩的人、進行醫生規定的有氧運動的人。

上了二十四堂亞歷山大技巧課程的小組，效果最好，在身體運作、生活品質和遞減疼痛天數方面，都有重大的改善。上過亞歷山大課程的人聲稱，即使在停止上課一年後，他們仍持續在進步。

在討論如何改善背痛前，先瞭解脊柱如何運作，可能會有所幫助。

脊柱

脊柱，也稱為脊椎或脊梁骨，是骨骼的重要組成部分。它既是支撐身體上半部分的支柱，也是脊髓及其所產生神經的保護。脊柱由許多骨頭堆疊而成，這些骨頭一個接一個地放置，被稱為椎骨。在更進化的動物種類中，脊柱支撐著脊髓的存在，使牠們被稱為「脊椎動物」；在所有脊椎動物中，只有人類才能完全直立。這除了具有明顯的優勢外，還帶來了一些問題——最主要的是重力正壓在一個極其不穩定的結構上，因為人類結構有兩條腿而不是四條腿。

成年人的脊柱長約七十公分（二十八英寸），身高的差異主要取決於下肢的長度。完整的脊柱由三十三塊椎骨所組成，儘管在成人中，其中五塊融合在一起形成骶骨，另外四塊形成尾骨；因此，單獨骨頭的實際數量減少為二十六塊。其中，頸部區域有七塊椎骨，稱為頸椎；在頸椎下面的十二個椎骨都有肋骨附著，被稱為胸椎或背椎；在背椎下方還有五個椎骨稱為腰椎，最後的九個椎骨構成骶骨和尾骨。

脊柱的一個重要特徵，尤其是人類的脊柱，有四條曲線（見右圖）。這些曲線強化了身體結構，使其能夠承受更多的重量，並且它們還充當彈簧，以減少內臟器官的任何震動或搖晃。如果曲線變得太直，或者更常見的是變得太明顯，脊柱就會失去其中一些特性。也就是說，它會變得較弱，無法像其應有的功能那樣，有效地懸吊和支援器官。同樣重要的是要認識到，這些曲線可能會根據正在執行的活動

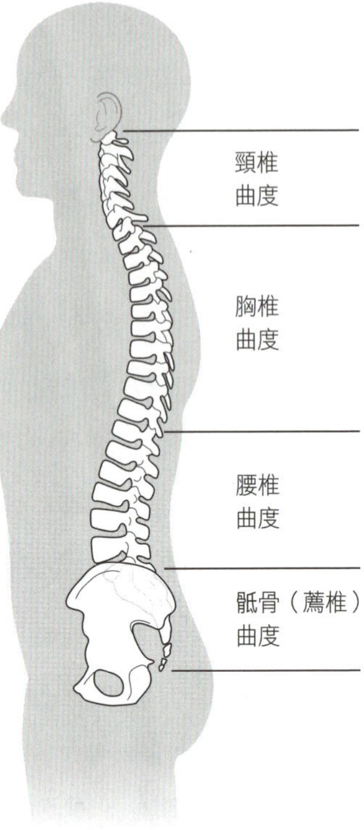

脊柱圖顯示了站立時的四段不同曲線。

而變化。例如，看看一個蹲著或坐著的孩童的背部，你會發現孩童下背部看起來很直。當醫學界人士談論始終存在的曲線時，他們通常指的是脊柱內部，而你只能在X光或核磁共振（MRI）的掃描中，看到這些曲線。

椎間盤

每個椎骨之間有一層厚厚的纖維軟骨，稱為椎間盤。每個椎間盤外部由一個稱為纖維軟骨環和一個稱為髓核的內核所組成。

纖維軟骨環

椎間盤的這一部分由同心纖維組成，當受到來自上方的壓力時，它們保持髓核在適當的位置。

髓核

圓盤的中央部分由透明的凝膠狀物質組成。事實上，它由百分之八十八的水組成，而正是這個細胞核，首當其衝地承受了身體的重量（見第 165 頁圖示）。

背痛

背痛有多種類型，僅舉幾例：如坐骨神經痛、腰痛或椎間盤突出。大多數背部疼痛源於機制或結構紊亂，這是不斷誤用身體的直接結果。一種帶給脊柱巨大壓力的習慣性動作，導致椎間盤髓核在兩個椎骨之間被擠壓。神經可能被困在椎骨之間或緊繃的肌肉之間，就像坐骨神經痛一樣；或者髓核可能受到相當大的壓力，以至於它被迫穿過纖維軟骨環層，從而使外膜破裂。這種情況非常痛苦，通常被稱為椎間盤突出或滑脫。

有一種姿勢可以減輕脊柱的所有壓力並緩解腰部區域（最常見的背痛部位）的任何疼痛，這也將有助於防止你將來遭受背痛。這種姿勢被稱為半仰臥式（semi-supine），「仰臥」一詞的意思是「面朝上躺著」。

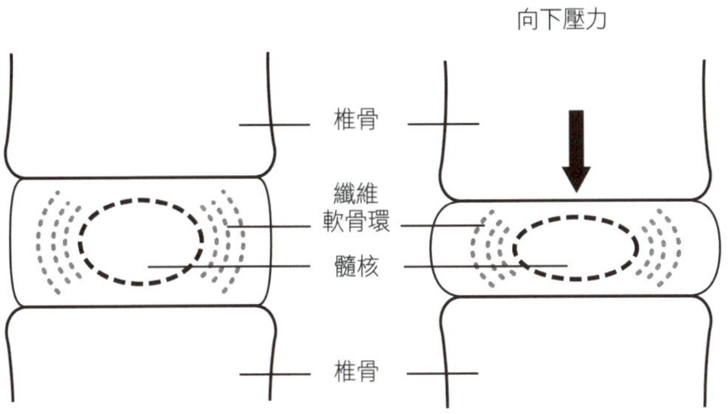

休息的椎間盤

受壓的椎間盤（坐圖）。注意髓核是如何被壓扁的，以及外層是如何在兩塊椎骨之間突出來的。

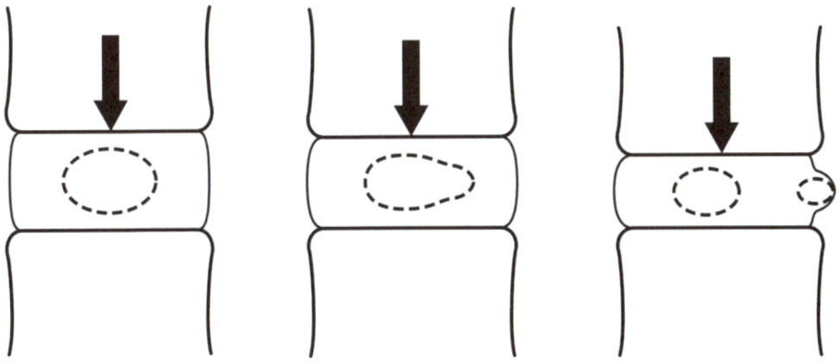

椎間盤突出。脊柱上長時間和不均勻的壓力會導致椎間盤在相鄰椎骨之間被擠壓。這可能導致椎間盤的髓核分裂成兩半。然後，其中一半突出到外層的邊緣而與神經接觸。這理所當然會引起巨大的疼痛。

鍛鍊

半仰臥姿勢（THE SEMI-SUPINE POSITION）

這個練習通常被認為是亞歷山大技巧的特點。這個練習只是簡單的仰臥，頭下放一些書，將膝蓋彎曲，雙腳平放在地板上，雙手輕輕放在肚臍兩側（見下圖）。頭下放置的書籍數量因人而異，某些情況下，可能每天會有所不同。找出放置正確書籍數量的最好方法，是在開始上亞歷山大課程時，詢問你的老師。

請按照以下簡略的說明指南來練習：

1 靠著一個平面（例如牆壁）站立。

2 只需以正常方式站立（不用試著站直），將臀部與肩胛骨輕輕接觸牆壁。

3 找位朋友或親戚，請他測量你頭後面和牆壁之間的距離。

4 將此測量值加上 2.5 公分（1 英寸），這大致是你所需要放置書籍的高度。

請記住，頭下有較多本書會比太少本書來得好，但要確保你的呼吸或吞嚥沒有任何困難。最好使用平裝書而不是精裝本，如果仍然感覺書太硬，請在書上面放一條毛巾或一些薄海棉。

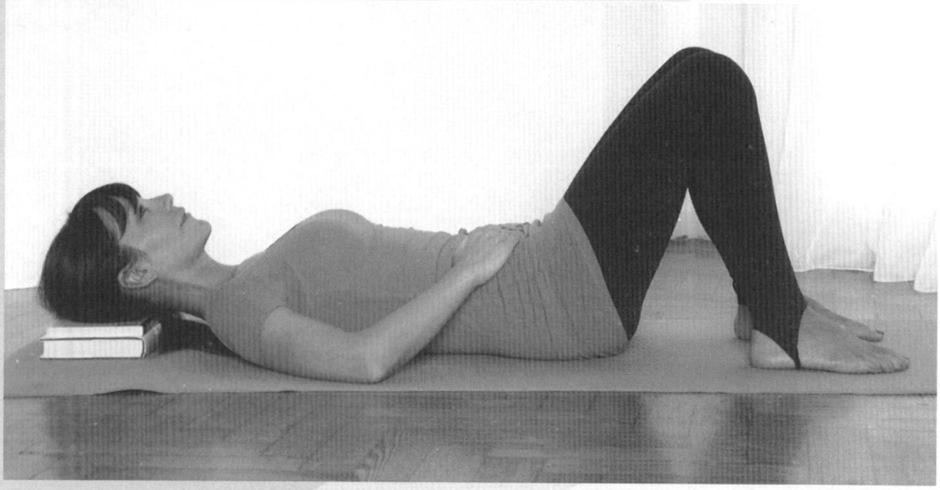

在頭下放書本的原因是支撐頭部，幫助制止把頭向後仰的習慣。然而，應該注意的是，當你只是躺在那裡時，仍然有可能把你的頭向後仰躺在書本上。

你的腳底應盡可能地完全與地面接觸，膝蓋指向天花板。雙腳盡可能以最舒適的方式靠近骨盆。雙腿很可能想要向內相互靠攏或者想向兩邊外側打開。如果是這種情況，請按照下列說明中的其中一項來練習：

1 如果你的腿向內靠攏，那麼請將雙腳靠得更近。

2 如果你的腿向外打開，那麼把雙腳距離分開一點。

這將有助於將腿部肌肉的緊張程度降至最低。

背部應盡可能地貼緊地板，但要確保沒有做任何動作來壓平背部。膝蓋抬高的原因是為了讓下背部能夠舒適地釋放到地板上。

由於我們大多數人都有圓肩，因此雙手放在腹部，以便雙肩可以向外打開。

試著每天給自己十五到二十分鐘的時間以這個姿勢仰臥。起初，只躺五分鐘，然後每天再多躺一分鐘，直到你能躺二十分鐘。我的有些學生說他們沒有足夠的時間可以每天做練習，所以我告訴他們：如果你一天沒有二十分鐘，就躺十分鐘，如果你一天沒有十分鐘，那就練習五分鐘。如果你一天沒有五分鐘，這就是你有緊張問題的成因！

當你躺在地板上時，請給自己以下指令：

- 讓你的頸部放鬆。
- 想像你的頭向前移動（想像你的鼻子朝你的腳的方向下垂）且頭要遠離脊柱。
- 讓你的背部延伸和變寬到地面上。
- 想著你的雙肩彼此分開。
- 想著你的膝蓋指向天花板。

當你躺在那裡時，也試著覺察你可能有的任何的特定的緊張感，然後釋放它。

請記住，正如我之前所說，真正且持久的改變是一個緩慢的過程，所以要堅持下去，並具有耐心。每次都做筆記。如果基於任何原因讓你感到不舒服，請立即停止練習並諮詢你的亞歷山大老師。

人類的身高隨著年齡的增長而下降

你有沒有注意到，你的父母或祖父母似乎隨著年齡增長而「變矮」了呢？好吧，事實是，他們確實矮了。一位名叫榮漢斯（Junghanns）

鍛鍊

背部的曲線

1. 側身站在鏡子前觀察自己。特別注意背部的曲線。
2. 躺下二十分鐘。
3. 再次站在鏡子前，看看你是否能注意到有任何的不同。

一些關於脊柱的有趣事實

我們的身高在早上和晚上之間會產生變化。在白天，我們會失去多達2.5公分（1英寸）的身高，但在晚上睡覺時會恢復高度。我曾有位只有152公分（5英尺）高的學生，她刻意地把所有工作面試都盡可能地安排在一大早，這樣她就會顯得較高！

一九三〇年代，有位來自布達佩斯名叫德普克（DePuky）的醫生，測量了1,216名年齡在5至90歲之間的人，早上起床和晚上睡前的身高。他發現早晨平均身高增加1.61公分（三分之二英寸），大約是身高的百分之一。

這種變化的主要原因是由於椎間盤的大小和形狀的改變，當脊柱在白天處於壓力下時，椎間盤內液體會流失；而晚上在脊柱呈水平方向時，脊柱內的液體會恢復。大部分脊柱內的液體在躺下後的最初20分鐘內會恢復。這就是為什麼一天中，在中午躺下片刻可以使椎間盤再生的原因，這樣它們就可以在一天中其餘的時間內，更有成效和高效率地工作。

的科學家，對脊柱進行了1,142 次屍檢解剖，發現椎間盤厚度與相鄰椎骨厚度之間的比率，隨著年齡的增長而減少：

- 出生時，它們的大小相同。
- 10 歲時，椎間盤只有椎骨的一半大。
- 24 歲時，椎間盤是椎骨的三分之一。
- 60 歲時，椎間盤是椎骨的四分之一。

直到二十歲，骨骼仍在生長，因此上列中的某些數據並不令人驚訝。但在二十歲出頭之後，除了持續的肌肉緊張對椎間盤施加過大的壓力之外，椎間盤的尺寸沒有理由縮小。這種壓力導致纖維軟骨中的液體逐漸流失，而椎間盤主要是由纖維軟骨所組成。脊柱是一個液壓系統，透過吸收和釋放水分來工作；事實上，健康的椎間盤可以吸收高達其體積二十倍的水分。你可以看到，如果椎間盤尺寸縮小，那麼脊柱就無法發揮其最大能力。

如果你每天定時躺下僅只二十分鐘的時間，不僅可以緩解或防止背痛，還可以確保背部的椎間盤能夠更長時間地保持正確形狀。這將使你有機會以更輕鬆的方式行動。

你開始進入和結束離開半仰臥姿勢的方式也非常重要。接下來的照片將幫助你在練習時得到最大效益。

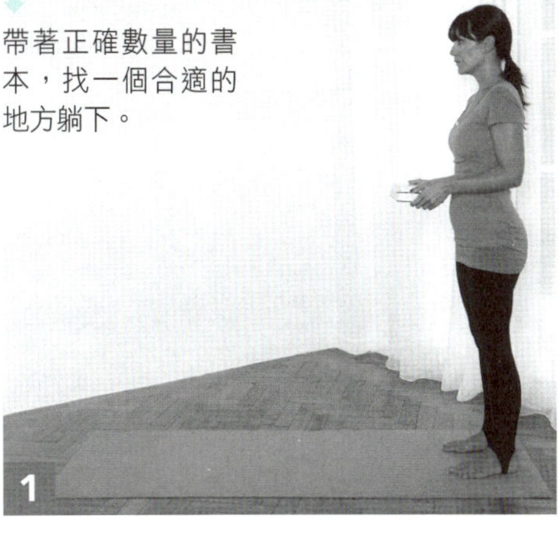

帶著正確數量的書本，找一個合適的地方躺下。

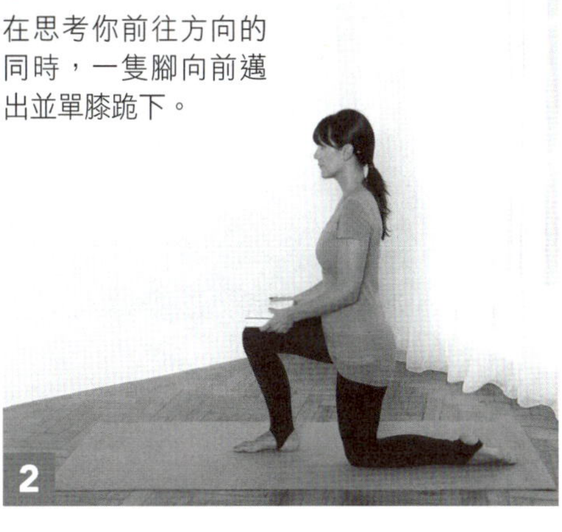

在思考你前往方向的同時，一隻腳向前邁出並單膝跪下。

把書放在你的右邊或左邊，大約是你躺下時頭部的位置。

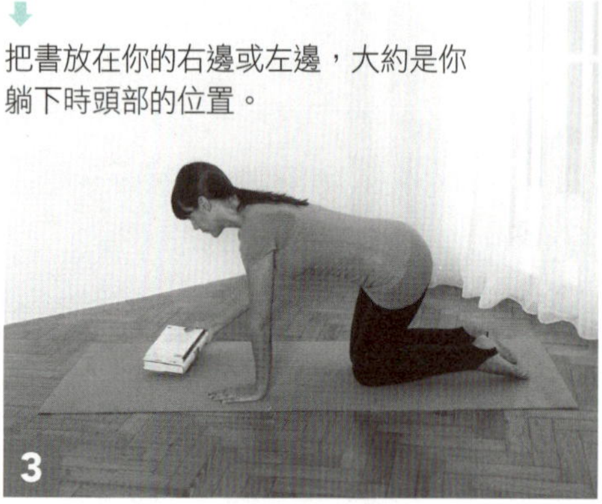

3

將雙手撐地，使四肢支撐在地面上。

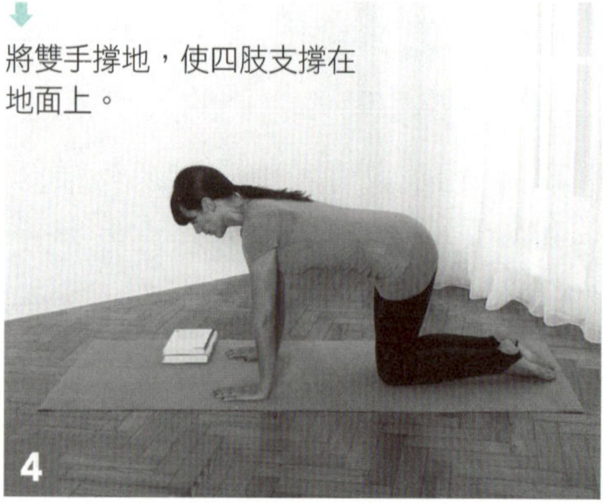

4

雙手和腳趾保持平衡，將雙腳降低碰到地面，膝蓋朝著遠離書本的方向。

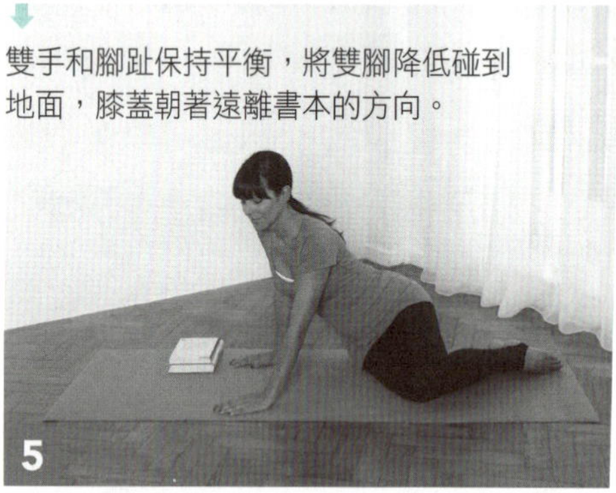

5

將右手穿過左手，放在左手和膝蓋之間。

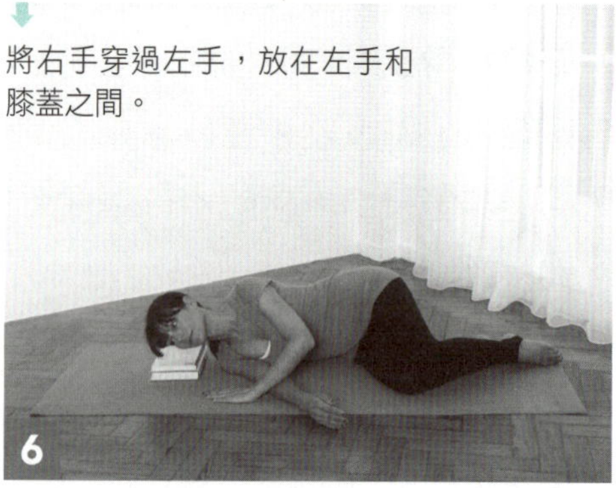

6

輕輕地轉身讓背部著地，調整書的位置，使它們舒適地放在你的後腦勺下。

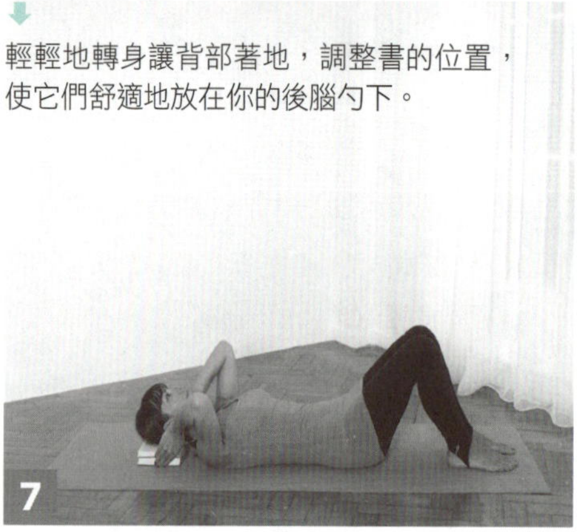

7

將膝蓋朝上彎曲，讓雙腳盡可能地靠近身體，同時仍保持舒適的姿勢。

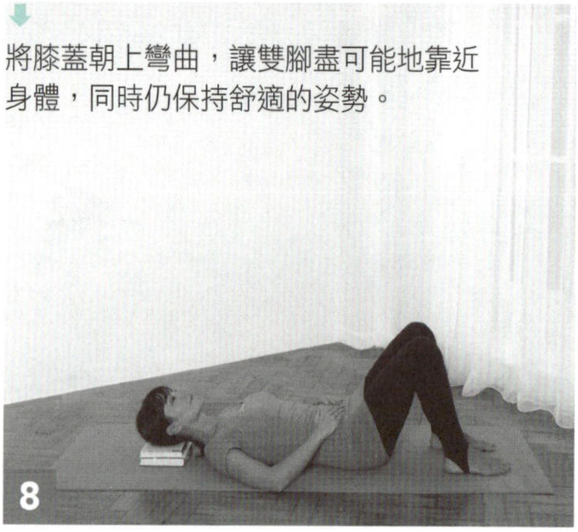

8

先決定你想朝哪個方向起身，
就看著那個方向，
然後讓你的頭輕輕地朝同樣的方向轉動。

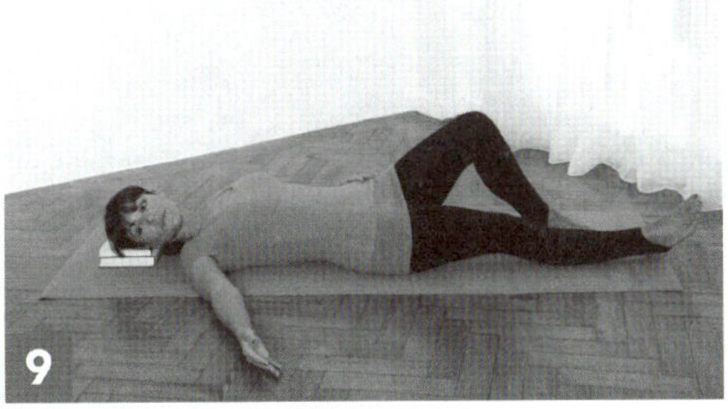

9

讓你整個身體朝著與頭部相同
的方向轉動。

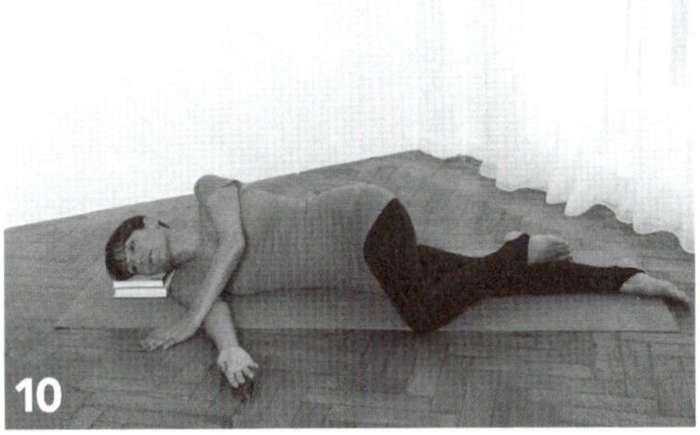

10

以一隻手和一隻腳支撐著，
將身體轉到正面。

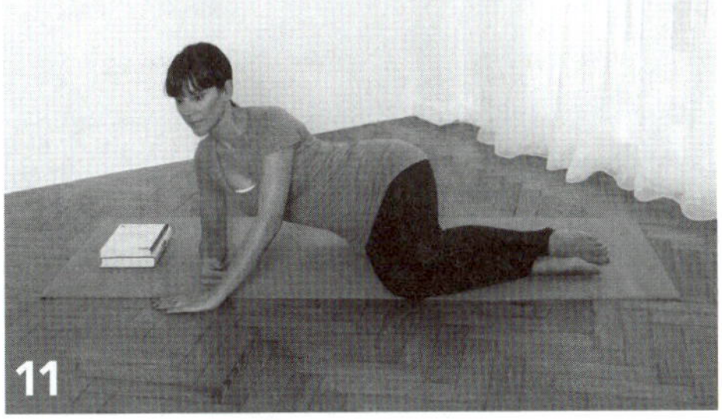

11

撐起身體，直到回到四肢撐地的姿勢。

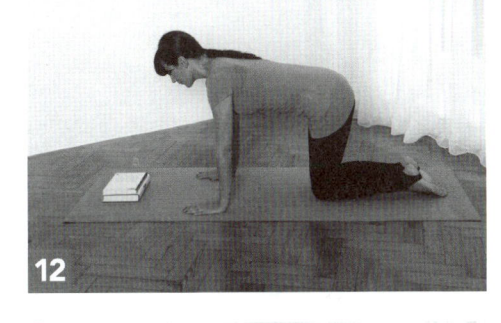

12

拿起書本，然後伸出一隻腳在
另一隻腳前面。

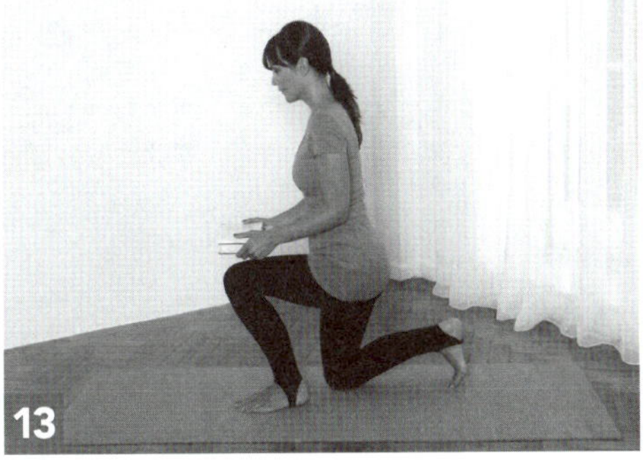

13

想著頭向前向上，
身體向前傾，你就
會自然回到站姿。

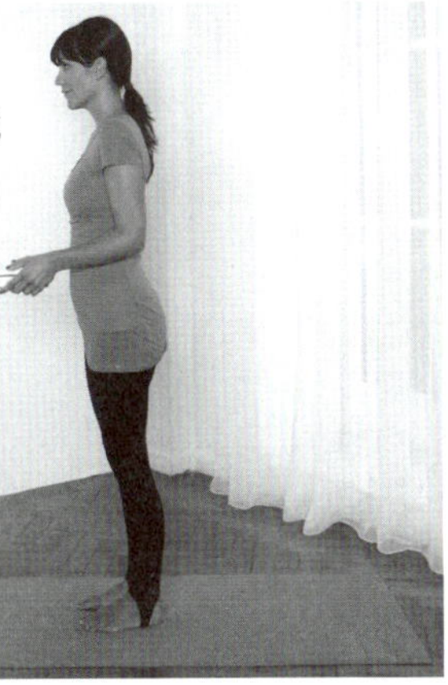

14

13

自然地改善呼吸

晝夜流經我血管中相同的生命之流貫穿整個世界，
並以有節奏的方式舞動。
正是這相同的生命，在無數的草葉中，
在大地的塵埃中歡呼雀躍，在樹葉和花叢中迸發出喧鬧的浪潮。
正是這相同的生命在生與死、在潮起潮落的海洋搖籃中搖擺不定。
我感到我的四肢因這個有生命的世界的觸摸而變得光彩奪目，
我的驕傲來自生命，歲月的悸動此刻在我的血液中舞動。

羅賓德拉納特．泰戈爾（RABINDRANATH TAGORE）
來自《吉檀迦利》（*GITANJALI*）

沒有了呼吸，任何其他事情都不會有任何意義。事實上，我們甚至不會存在。我們的呼吸是我們的首要任務，因為沒有它，我們就無法說出一個字，甚至無法做出最小的動作。我們無需付出任何努力，生命力本身便自動地使我們呼吸；我們甚至不需記住要呼吸，因為這一切都是透過本能反應所發生的。聖奧古斯丁（Saint Augustine）曾經說過，人們旅行是為了驚嘆於山的雄偉、海洋的巨浪、河流的綿長、大洋的遼闊、星星的運動，但很多時候卻忽略了自己。也許我們時不時地想知道在呼吸背後的力量，將是件好事。

鍛鍊

注意你的呼吸

當你閱讀這些文字時，只需停頓片刻，就能意識到你生命中每時每刻都伴隨著無聲的吸氣和呼氣。沒有它，你將無法讀到這些文字，無法聽到翻頁的聲音，無法感受到紙質，甚至無法使用一塊肌肉來握住這本書。思考你呼吸的奧祕，看看你是否能感覺到是什麼力量或能量，將空氣吸入而後送出肺部。

姿勢和呼吸

有效率和有益的呼吸對於擁有良好的姿勢、一個清醒的頭腦和一種以被設計使用你身體的方式是不可或缺的。就像身體許多其他功能一樣，呼吸這種簡單的行為，經常在無意識下受到干擾。正如我們所看到的，姿勢不良和誤用身體會導致整個肌肉系統過度緊張。這會影響到肋骨、肺，甚至空氣通過的鼻腔、口腔和喉嚨（氣管）的功能。

肌肉緊張也會導致整個上半身的普遍「塌陷」或拉扯，使肺部吸入空氣的能力受到相當大的限制。這可能導致呼吸短淺，使我們得付出額外的努力才能獲得足夠的空氣。簡而言之，我們把原本毫不費力的呼吸變成了一件苦差事。這種額外的努力在很大程度上被忽視了，因為，我們習慣了短淺而緊張的呼吸，這是我們多年來的呼吸方式；因此，對我們來說，這種呼吸方式是讓我們感到「正常」和「正確」的。

這種對呼吸系統干擾的開端，通常可以追溯到五、六歲左右；因為我們在課桌前必須採用彎身的姿勢。在發育成長的大部分時間裡，我們被迫保持這些「固定」的姿勢很多小時，隨後形成的不良姿勢會導致不優雅、不協調，甚至笨拙的動作和受限制的呼吸模式。如果你的身體因為自然的深呼吸受到干擾而無法獲得足夠的氧氣，它將不得不找另一種方法來達成這個目標，以獲得所需的氧氣。因此，呼吸頻率將需要增加，這會產生更快、更淺的呼吸類型，這就是我們開始養成的、習慣的呼吸方式。

當亞歷山大第一次開始教授他的技巧時，他被暱稱為：「呼吸的人」。這是因為，最初他開發了自己的技巧來幫助人們以更好的方式呼吸。大多數他的學生都患有嗓音損傷、哮喘或呼吸短淺。在上了一堂課後，他的學生注意到，當他們開始釋放干擾他們自然呼吸的肌肉緊張時，他們的呼吸發生了顯著的變化。

呼吸練習

許多聲音訓練師和體育教育工作者鼓勵學生做「深呼吸」，作為讓肺部正常運作的一種方式，雖然他們的目的在原則上可能是合理的，但他們鼓勵學生達成此目標的方式，實際上可能會加劇許多呼吸問題。人們經常被指示透過「吸入」或「排出」呼吸來增加肺活量，但這只會使原本已經過度緊張的肌肉系統更緊張。幾乎所有的呼吸練習都集中在吸氣上，例如，「深呼吸」的指令總是會使人進一步干擾呼吸機制。緊繃和縮短肌肉會導致人拱起背部並抬起胸部，這實際上進一步限制了呼吸，導致額外的有害呼吸模式，或使原有的呼吸習慣更加根深蒂固。

像亞歷山大技巧的其他部分一樣，自然呼吸是一個摒棄有害習慣的過程，而不是練習某些呼吸訓練或技巧。威爾弗雷德·巴洛（Wilfred Barlow）醫師確信，哮喘患者需要「呼吸的教育」，而不是一套練習。在他《亞歷山大原理》（*The Alexander Principle*）一書中，他說：

> 當然，物理治療師經常針對這種（哮喘）和其他呼吸疾病進行呼吸練習，但事實是，呼吸練習對哮喘患者沒有太大幫助——實際上，最近的研究顯示，經過「呼吸練習」的課程後，大多數人的呼吸效率比他們開始練習之前更差。

改善呼吸

亞歷山大是一位訓練有素的演員，而有效的呼吸對他熟練的朗誦至關重要。他的技巧包括意識到並防止不良的呼吸習慣，這基於「少做」；他最著名的名言之一是：「我終於明白，如果我不呼吸……我就會呼吸」。

許多表演演員、歌手甚至老師都發現，這種技巧極大地幫助他們呼吸，幫助他們達到表現更佳的嗓音而不感到緊張。透過確保我們自然呼吸，還可以有效地對抗經常從公開演講帶來的壓力的影響。透過

鍛鍊

意識到呼吸

依照第 166 頁所述，花點時間以半仰臥姿勢躺下，開始注意自己的呼吸。通常在這個姿勢比較容易檢測到張力。問問自己下列問題：

- 我的呼吸有多快？
- 我的呼吸有多深？
- 當我呼吸時，我的肋骨有移動嗎？
- 當我呼吸時，腹部移動了多少？
- 當我呼吸時，整個胸腔移動了多少？
- 當我呼吸時，左右肋骨的移動是否均勻？
- 我是否感到呼吸受到限制，如果有，是哪裡受限？

重要的是，不要故意改變呼吸方式。只要將你的意識帶到呼吸的吸氣和呼氣上，就足以帶來有益的改變。只需花幾分鐘觀察胸腔和腹部區域及其周圍是否受到任何的限制，你就可以開始更自然地呼吸。

這種方式，即使有時在強烈的情緒或精神壓力下，我們也可以感到更平靜且更能掌控。

與許多人的想法相反，決定我們呼吸方式的是呼氣，而不是吸氣。當我們呼氣時，我們無需做任何事情，肺部的大氣壓力會降低，從而產生部分真空，使得肺部吸入外部空氣。在正常情況下，整個呼吸機制應該是自主的，因此有時被稱為「自動地」工作。我們呼出的二氧化碳越多，下一次吸入的深度就越深，我們的呼吸也會變得越深。

為了幫助他的學生重新學習自然呼吸，亞歷山大開發了「啊的輕語呼吸步驟」。他堅持認為，他不喜歡使用練習，因為它們會鼓勵習慣的養成並阻止人們自己思考，但他對「啊的輕語」練習破例，因為他說它本質上是一種克制習慣反應的練習，其目的是防止呼吸時的

鍛鍊

啊的輕語呼吸

1. 首先注意你舌頭的位置，讓它在嘴巴的底部，舌尖輕觸下門牙以允許空氣自由進出肺部。
2. 確保你的嘴唇和面部肌肉不緊繃。為了有助於做到這一點，想著一件讓你微笑的事情，也許將會有幫助。
3. 輕輕地，不要用力，讓你的下顎下垂，將你的嘴巴打開。如果你讓重力完成大部分工作，你將能確保你的頭部在此過程中不會向後傾斜。
4. 輕聲說一個「啊」的聲音（就像在說英文「父親」（father）這個詞的發音一樣），直到你的這一口氣自然結束。重要的是不要操之過急，過於快速地迫使空氣排出肺部，或試圖透過延長「啊」的音，以為延得越長越好排空肺部空氣。
5. 輕輕地閉上嘴唇，讓空氣從鼻子吸入並充滿你的肺部。
6. 重複上述這些步驟數次。

「過於目標導向」。

定期練習「啊的輕語呼吸」，將幫助你注意到有害的呼吸習慣，發展更有效率的呼吸系統。再一次，強烈建議你在練習的最初，與你的亞歷山大老師一起完成練習常規，因為很容易誤解指令。這是因為我們大多數人都患有亞歷山大所謂的「錯誤的身體感覺認知」，這意味著，即使我們盡最大能力遵循指示，我們也可能在毫不知情下，完全在做其他的事情。例如，人們常見的在進行第三步驟時，可能將頭向後仰而不是讓下巴下垂（參見上方的練習），而其他人則確信他們正在張大嘴巴，但實際上他們的上唇和下唇之間的距離不到兩公分（一英寸）。如果由於任何原因你無法上課，建議你在鏡子前進行「啊的輕語呼吸」，因為這會讓你對是否正確執行指令有所瞭解。

必須瞭解呼吸機制是透過反射起作用的，因此是完全自動的。我們為了改善呼吸所做的任何事情，都只會進一步干擾呼吸。我們需要做的就是「別擋路」，讓本能順其自然地運作。

享受呼吸

呼吸不只是存在的必要條件，而且可以成為生活的一大樂趣。感受讓空氣充滿你的感覺，並給予你一個欣賞生命奇蹟時刻的禮物，這可能是一種純粹的快樂。注意你的呼吸並定期練習「啊的輕語呼吸」可以有效地消除壓力帶來的影響，因為它可以安定你的整個系統，讓你回到當下，體驗活著的真正奇蹟。

14

對亞歷山大課程可以有什麼期待

在這裡，我所需要說的是，我確信，以個人經驗和觀察，
它提供了我們在體育教育系統中一直在尋找的一切：
緩解因適應不良而造成的壓力，從而改善身心健康；
提高為了達到所期望的目的而使用身體的方式的意識；
與此同時，在各個層面的意識也普遍提升；
如克制習慣反應的技巧，在身體層面上工作，
以防身體受到貪婪的，「過於目標導向」的影響，滑回其不協調的舊習慣，
並分別克制情緒和智力層面上不良的衝動和無關緊要的反應。
我們對任何體育教育系統都不能要求更多；
但如果我們真心希望人類朝著理想方向改變，
我們還能要求得更少嗎？

阿道斯·赫胥黎（ALDOUS HUXLEY）
《目的與方法》（*ENDS AND MEANS*）

個別課程

這顯然是個能更瞭解你自己和你所保有的有害習慣的最佳方式。一節課通常持續三十到四十五分鐘，課程的目的為：

- 檢測出你可能保有的任何不必要的緊張，然後釋放它。
- 要能意識到會導致緊張的使用身心習慣，如果你願意，將可以改變這些習慣。
- 發展出不同的行動方式，以不會造成太大的緊張感為首要考量。
- 教你克制習慣反應和應用理性意識引導原則（意向）。
- 給你一個改善使用自我的體驗。

老師的角色

老師的作用是指出你的個人習慣，解釋它們為何如此有害。他們會給予一定的指令，以幫助你透過口頭指令和使用雙手來矯正舊有姿勢，其中需要矯正的部位，大部分是在頭部、頸部和背部。以雙手的觸碰是非常輕微的，不會加重任何疼痛。但如果你感受到巨大的疼痛，建議你在上課之前先接受治療（從你的醫生、脊椎按摩師或整骨醫生那裡）。

一開始，老師也可能在一張桌子上和你一起工作。（注意：你不需要脫掉衣服——可能會需要脫掉鞋子。）在這個姿勢，你的身體較穩定，因此你可以更容易地釋放肌肉的緊張。

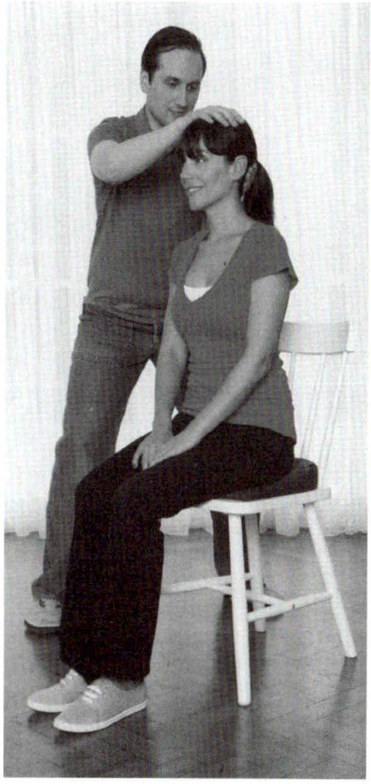

亞歷山大老師與學生一起釋放緊張，以使頭部、頸部和上背部達到自由的動態關係。

你可能會經歷一系列運動，例如坐著或走路，以便你可以學習不同的運動方式。如果這些活動中的任何一個動作，導致你感到不適或疼痛，你的老師將很樂意與你一起回顧這些動作，找出原因。偶爾，你可能會感到額外的疼痛或緊張，但這不該持續超過幾個小時，這可能是由於這些肌肉之前沒有得到充分使用。亞歷山大課程幾乎可以應用於任何活動，包括運動的練習或樂器的彈奏。

每個人所需的課程時數可能因人而異，通常會在第一堂課後很明顯地發現產生的變化。這些變化一開始可能是短暫的，但在上了更多的課程之後，效果會持續較長的時間。

依上課地點以及老師的經驗，課程費用差異很大。有些人會因為課程的費用而延遲上課，但值得考慮的是，上課的成本低於一般度假的費用，而且課程效果會在課程結束後持續很長的一段時間，而假期只會留下一個遙遠的記憶。這是一個排定事情優先順序的問題，對於你未來的福祉至關重要。如果你確實負擔不起完整課程的費用，那麼即使是幾堂課程，也肯定會有所幫助，你應該在課程開始之前，與你的老師討論這一點。

我強烈建議你在開始上一系列課程之前，先嘗試一堂由不同老師授課的課程，因為良好融洽的關係，將能大大增進改變的過程。選擇教師時，必須確保他們接受過三年，不少於 1,600 小時的全職培訓。

第 192 頁到 196 頁列出了世界各地所有亞歷山大技巧協會名單。

團體學習

參加團體課程也非常有價值。這些課程通常由當地成人教育當局安排。即使你已經上了私人課程，團體課程也可能非常有啟發性。當別人進行簡單的動作（如走路、站立或坐著）時，更容易察覺到他人對身體的誤用，而我們之中的許多人也都有相同的習慣。觀察其他人可以幫助你做個比較，並可能讓你更瞭解自己在做什麼。然後，你可以選擇是否改變你無意識的行為模式。雖然團體課程不如個人課程的受益多，但我仍然對參加這些課程的人的身體變化及他們人生觀改變的顯著差異，感到驚訝。

無論你是上私人課還是在團體學習，我都得重申我的觀點，由於你會*感覺*目前的習慣是*正確的*，因此對於使用自己的新方式必然會感到非常陌生。但這種感覺只是暫時的。幾週後，新的行動方式將開始

案例故事

珮西・史皮爾斯（Patsy Spiers）
年齡：49｜職業：助產士

珮西開始和其他十二個人一起上課。她患有脖子僵硬，每當她轉頭時都會感到疼痛。她還容易出現頻繁和嚴重的偏頭痛，她呼吸困難的胸部不適感導致她第一次哮喘發作，讓她非常擔心。在上了兩個學期的課後，包括一些個人練習，她陳述：

「亞歷山大技巧是一種讓身體和心靈一起工作，避免肌肉緊張的方式，它一直幫助我在壓力大的情況下感到更平靜。它還幫助我在開車時更加放鬆。脖子的僵硬和疼痛已經恢復正常，我的喘息有了很大的改善，沒有哮喘復發的跡象；偏頭痛也少了很多，也沒有那麼強烈。雖然我覺得我還有很長的路要走，但我對自己有了更多的瞭解，所以每當我感到一陣疼痛時，都會做出相應的調整，疼痛會立即緩解。雖然我仍然患有頭痛，但是在更多的身體和精神壓力下，它們才會發作。」

一對一課程的益處

對身體的益處

當你依亞歷山大技巧的原則練習，任何因不協調或整個肌肉系統過度緊張造成的的疼痛，將慢慢地且一定會開始緩解。疼痛的強度將開始減弱，疼痛發作的間隔時間將逐漸延長。這可能需要一些時間，但和許多形式的治療不同，亞歷山大課程的效果，通常是永久性的。

然而，重要的是要明白，你所擔任的角色明確，老師只能提供幫助。你必須慎重考慮，做出理性的決定來改變你生活的方式。這就是為什麼亞歷山大技巧從未被譽為一種治療方法或補救措施。唯一能治癒你的人，就是你自己——你只需要被教導如何去做。

一堂課的效果是讓你體驗身體變得輕盈和輕鬆，以及一種一般而言與你的身體更接近的感覺。這種效果一開始只會持續很短的時間，但隨著課程的進行會逐漸增加。最終，你將能夠在課堂之間保持這種幸福感，然後你可以減少上課的頻率。

隨著行動開始變得毫不費力，人們開始輕鬆地生活，因此有許多人說，有「漂浮在街上」或「歡天喜地」的感覺。

對情緒的益處

我們的身體體驗到的輕盈感，對我們的情緒感受有著深遠的影響。感到高度緊張或焦慮的學生們開始感到平靜；而那些憂鬱的人開始感到更樂觀，並意識到生活畢竟沒有那麼糟糕。總而言之，人們開始感到內心更快樂，這當然會感染給他們周圍的人，因而對他們的生活帶來許多迴響。

然而，應該記住，任何長時間受壓抑的情緒都可能浮現，這可能會在短時間內令人有點不舒服。最常被壓抑的情緒是憤怒和悲傷，你確實可能會在最輕微的事情上開始體驗這些情緒。這是上課過程中的正常部分，很快就會過去。如有必要，與你的老師討論任何情緒變化，因為他們會非常樂意讓你感到安心。

一般來說，這些是因為正面的情緒——幸福、快樂、滿足、自由——被壓抑了，而正是這些情緒開始浮現。當這種情況發生時，我們可以開始減少生活中的不快樂、痛苦、悲傷和憂鬱的感受。

對心理的益處

因為上了一堂課的結果是讓人感覺更平靜，我們將能夠更清楚地思考我們在生活中必須做出的決定。我們實際上會有更多的時間來思考這些事情，因此更傾向於每天做出正確的選擇。做出正確的決定自然會讓我們對自己感覺更好。

亞歷山大堅持認為，他的技巧與其說是一種減輕身體症狀的技巧，不如說是一種「加快有意識的思維」的技巧。它既是一種改善我們使用思維方式的方法，也是一種改善姿勢的方法。簡而言之，該技巧幫助我們成為更理性、思維更清晰的人；我們的自尊心得到了提升，我們的自信心也得到了增加。

對精神的益處

當我們感到情緒更平靜、心理更平衡、身體更輕鬆時，我們可以更容易地開始體驗我們的精神生活——存在的喜悅。許多人小時候都有這種感覺，但當我們捲入當今膚淺的生活時，往往會失去這種感覺。亞歷山大的課程將幫助我們解開僵化思維模式的枷鎖，展現被我們遺忘、曾存在過的生命。

我們可以開始感受到深深的平靜和內心的自由……我們開始感覺到自己到底是誰。亞歷山大稱之為我們的「至高無上的遺產」。

變得自然，而你將對舊有的習慣感到笨拙和侷促。你必須以*忘卻所學*的概念來對待它，而不是學習新的東西。

你必須準備好被告知你哪裡出了問題，雖然這是我們誰都不喜歡的。諷刺的是，隨著我們的進步，我們將改善對自己的使用方式，但我們往往不自知。

正確的作法是，我們最不該做的事，就是光靠我們自己，因為這將是我們最不該認為是件正確的事。

> 人類的身體、心理和精神的潛力比我們所理解的要大，也許比人類心智在目前的進化階段所能理解的還更大。
> 我們必須打破束縛我們的枷鎖，這種指導心智的枷鎖屬於人類早期進化的階段。我們必須採取有意識的指導和控制，那是人類的最高遺產，我們必須跟隨著，其結果將會是一個男人和女人的種族，將在他們每個已知的領域都超越他們的祖先，進入我們這個時代，絕大多數文明人從未夢想過的新領域。
>
> 弗雷德里克·馬蒂亞斯·亞歷山大

我將引用聖雄甘地（Mahatma Gandhi）的一句話，他說：「健康才是真正的財富，而不是金和銀。」所以，真的，問題不在於你是否有能力參加亞歷山大的課程，而是你能負擔得起不參與課程嗎？

瞭解術語

活在當下 Being present ／專心 attentive

活在當下，將注意力集中在你正在執行的活動上。不要讓你的思緒徘徊在過去或未來。

有意識的控制 Conscious control

這是練習亞歷山大技巧的主要目的。這是一種狀態，說明你的行為是你使用意識和自由選擇所做出清晰、明智的決定，而不是以一種刻板的、習慣性的方式做出反應。

理性意識引導原則（意向）Direction

一種從心智所發出的指令，你的心智給予身體的指令。

過於目標導向 End-gaining

太過於目標導向。只考慮達到目的，而不考慮達到目標的方式。

錯誤的身體感覺認知 Faulty sensory appreciation

也被稱為錯誤的感官知覺。當你想著或感覺你正在做一件事，但事實上你在做的是件與你所想和所感覺完全不同的事情。例如，你可能會覺得自己站直了，而實際上，你的站姿是向後傾斜。

恐懼反射 Fear reflex

亞歷山大用這個術語來描述身體對任何引起恐懼的刺激的反應。任何令人害怕的情況都可能導致過度的肌肉緊張，如果經常發生，可能會讓人開始養成一種習慣。關於恐懼反射，一個很好的例子是頸部肌肉的過度收縮，反射動作不斷地將頭部拉回脊柱上，導致頸部和背部問題。

自由選擇 Free choice

意識到無意識的習慣，並選擇與我們慣有習慣不同的反應。

習慣 Habit ／**習慣性行為** habitual actions

任何我們覺得很難不做或不去想的行為或想法。習慣通常是下意識的，因此，我們完全沒有意識到它們。

克制習慣反應 Inhibition

停頓片刻，讓我們有機會不急於做出決定或在沒有周全考慮的情況下進行活動。

動覺 Kinaesthesis ／**運動感覺** Kinaesthetic sense

在任何特定時間通知你，你的身體在空間中所在位置的感覺。大腦檢測肌肉的運動並感知你所做的任何動作。

正確方法 Means whereby

留意你正在做的動作，這涉及到克制習慣反應和理性意識引導原則（意向）。在你做動作之前，確認你將如何做這個動作。

分心 Mind-wandering

讓你的思緒遠離當下，不專注。

本體感覺 Proprioception

這個感覺告訴我們，身體的某部位跟其他部位與空間中的關係。

身體的基礎控制 Primary control

頭部、頸部和身體的其他部位之間的動態關係，有助於協調肢體動作和姿勢的和諧。

身心合一 Psycho-physical unity

心靈和身體作為一個整體。它們不是分開的，不論身體或心靈都對彼此有強而有力的影響。

自我 Self

整個人，包括心理、身體、情緒和精神的一切。

緊張 Tension

肌肉活動造成的緊張，其中大部分是完全不必要的。我們顯然需要一定程度的緊張，但對於擁有健康的生活而言，許多人已承受了過多的緊張。

在行動中思考 Thinking in activity

執行任何動作時，使用克制習慣反應和理性意識引導原則（意向）。

使用 Use

所指的不僅僅是姿勢，而是我們進行所有活動的方式，包括呼吸。

有用的網站

理查・布蘭能（Richard Brennan）的網站，提供關於亞歷山大技巧的有用文章和資訊

www.alexander.ie

www.alexandertechniqueireland.com

亞歷山大技巧自助CD

這些是本書的完美搭配，並提供了清楚簡潔的說明：如何消除不必要的緊張，如何預防或緩解背痛，如何改善呼吸，如何清除腦海中不需要的想法，如何練習克制習慣反應和理性意識引導原則（意向）兩個亞歷山大技巧的原則，以及如何活在當下。

www.alexander.ie/audio.html

楔形坐墊 用於汽車和椅子

www.alexander.ie/cushion.html

鞋類 採用亞歷山大技巧概念所設計的

www.vivobarefoot.com

www.terraplana.com/vivobarefoot_benefits.php

指南雜誌（*Direction Magazine*）

一本精彩的雜誌，為亞歷山大技巧的教師和學生發表的文章和資訊。網站能獲取免費影片、文章、現場採訪，及庫存中 25 年的過往期刊！

www.directionjournal.com

以下為*亞歷山大技巧國際教師協會*提供了如何找到離你最近的老師的詳細資訊。這些網站上列出的所有教師都經過為期三年的全面培訓。

阿根廷

阿根廷亞歷山大技巧教師協會（AAPTA）

https://asociaciontecnicaalexander.com.ar/

澳大利亞

澳大利亞亞歷山大技巧教師協會（AuSTAT）

www.austat.org.au

奧地利

奧地利亞歷山大技巧教師協會（G.O.T.OE.）

https://www.alexander-technik.at/

比利時

比利時亞歷山大技巧教師協會（AEFMAT）

https://www.aefmat.be/

巴西

巴西亞歷山大技巧協會（ABTA）

http://abtalexander.com.brr

加拿大

加拿大亞歷山大技巧教師協會（CANSTAT）

www.canstat.ca

丹麥

丹麥亞歷山大技巧教師協會（DFLAT）

https://alexanderteknikidanmark.dk/

芬蘭

芬蘭亞歷山大技巧教師協會（FINSTAT）

www.finstat.fi

法國

法國亞歷山大技巧教師協會（APTA）

www.techniquealexander.info

德國

德國亞歷山大技巧教師協會（ATVD）

www.alexander-technik.org

愛爾蘭／ EIRE 愛爾蘭

愛爾蘭亞歷山大技巧教師協會（ISATT）

www.isatt.ie

以色列

以色列亞歷山大技巧教師協會

www.alexander.org.il

墨西哥

墨西哥亞歷山大技巧教師協會（APTAM）

https://aptamexico.com/

荷蘭

荷蘭亞歷山大技巧教師協會（NeVLAT）

www.alexandertechniek.nl

紐西蘭

紐西蘭亞歷山大技巧教師協會（ATTSNZ）

www.alexandertechnique.org.nz

挪威

挪威亞歷山大技巧教師協會（NFLAT）

www.alexanderteknikk.no

南非

南非亞歷山大技巧教師協會（SASTAT）

www.alexandertechnique.org.za

西班牙

西班牙亞歷山大技巧教師協會（APTAE）

www.aptae.net

瑞士

瑞士亞歷山大技巧教師協會（SVLAT/ASPITA）

www.alexandertechnik.ch

英國

這是亞歷山大技巧教師協會（STAT）關於教師的網站，該協會是第一個也是歷史最悠久的亞歷山大技巧組織。列出的教師主要來自英國和愛爾蘭，但也包括許多其他國家。

www.stat.org.uk

美國

美國亞歷山大技巧協會（AmSAT）

https://amsatonline.org

其他有趣的網站包括：

www.alexandertechnique.org
www.alexandertechnique.com
www.ati-net.com
www.atcongress.com
www.alexandertechniqueworldwide.com
www.mouritz.co.uk
www.mtpress.com
www.alexanderbooks.co.uk
www.davidreedmedia.co.uk
www.bodymap.org
www.posturepage.com

延伸閱讀

易於理解且資訊豐富的亞歷山大技巧書籍

Bacci, Ingrid, *The Art of Effortless Living,* Perigee Books 2002.

Brennan, Richard, *The Alexander Technique Manual*, Little Brown 1996.

Brennan, Richard, *Mind and Body Stress Relief with the Alexander Technique*, Thorsons 1996.

Brennan, Richard, *The Alexander Technique – New Perspectives*, Chrysalis Books 2001.

Brennan, Richard, *Improve Your Posture with the Alexander Technique*, Duncan Baird Publishers 2010.

Chance, Jeremy, *The Alexander Technique*, Thorsons 1998.

Gelb, Michael, *Body Learning*, Aurum Press 1981.

Nicholls, Carolyn, *Body, Breath and Being,* D & B Publishing 2008.

Park, Glen, *The Art of Changing*, Ashgrove Press 1989.

Stevens, Chris, *The Alexander Technique*, Optima 1987.

Westfeldt, Lulie, *F. Matthias Alexander –The Man and His Work*, Centerline Press 1964.

更多深入或專門的亞歷山大技巧書籍

Balk, Malcolm, and Andrew Shields, *Master the Art of Running*, Collins & Brown 2009.

Barlow, Marjorie, *An Examined Life*, Mornum Time Press 2002.

Barlow, Wilfred, *The Alexander Principle*, Gollancz 1973.

Carrington, Walter, *Thinking Aloud,* Mornum Time Press 1994.

Conable, Barbara, *How to Learn the Alexander Technique*, Andover Press 1991.

Heirich, Jane, *Voice and the Alexander Technique,* Mornum Time Press 2004.

Macdonald, Patrick, The *Alexander Technique as I See It,* Sussex Academic Press 1989.

Maisel, Edward, *The Resurrection of the Body*, Shambala 1969.

Pierce Jones, Frank, *The Freedom to Change – The Development and Science of the Alexander Technique*, Mouritz 1997.

Shaw, Stephen, *Master the Art of Swimming*, Collins & Brown 2009.

Vineyard, Missy, *How You Stand, How You Move, How You Live*, Morlowe and Company 2007.

Books by F.M. Alexander himself Alexander, F.M., *The Use of the Self*, Orion 2001.

Alexander, F.M., *The Universal Constant in Living*, Mouritz 2000.

Alexander, F.M., *Constructive Conscious Control of the Individual*, Mouritz 2004.

Alexander, F.M., *Man's Supreme Inheritance*, Mouritz 2002.

理查・布蘭能（Richard Brennan）的其他書籍

The Alexander Technique – Natural Poise for Health, Element Books 1991

The Alexander Technique Manual, Eddison Books 2017

Back in Balance, Watkins 2013

Change Your Posture - Change Your Life, Watkins 2012

Mind & Body Stress Relief with the Alexander Technique, HarperCollins 1998

How to Breathe, Eddison Books 2017

Stress – The Alternative Solution, Foulsham 2000

參考資料

Alexander, F.M., *The Use of the Self*, Gollancz 1985.

Alexander, F.M., *The Universal Constant in Living*, Centerline Press 1986.

Alexander, F.M., *Constructive Conscious Control of the Individual*, Gollancz 1987.

Alexander, F.M., *Man's Supreme Inheritance*, Centerline Press 1988.

Barlow, Wilfred, *The Alexander Principle*, Gollancz 1973.

Bronowski, Jacob, *The Ascent of Man*, BBC Books 1973.

Conable, Barbara, *How to Learn the Alexander Technique*, Andover Press 1991.

Garlick, David, *The Lost Sixth Sense – A Medical Scientist Looks at the Alexander Technique*, Centatime 1990.

Huxley, Aldous, *Means and Ends*, Chatto and Windus 1937.

Anaïs Nin, *The Diary of Anaïs Nin*, vol. 4, Harcourt 1971.

Pierce Jones, Frank, *The Freedom to Change – The Development and Science of the Alexander Technique*, Mouritz 1997.

Shaw, George Bernard, *London Music in 1888–1889 as Heard by Corno di Bassetto (later known as Bernard Shaw) with some Further Autobiographical Particulars*, Dodd, Mead 1937.

Spencer, Herbert, *The Principles of Ethics,* Liberty Classics 1978.

Tinbergen, Nikolaas, transcript of Nobel Prize Winner's acceptance speech, *Science*, 185: 20–27, 1974.

Tolle, Eckhart, *A New Earth – Awakening to Your Life's Purpose*, Penguin 2006.

致謝

我要感謝的人很多，是他們使這本書的出版成為可能。首先，我要感謝元素圖書公司（Element Books）的蘇珊・米爾絲（Susan Mears）和麥可・曼恩（Michael Mann），以及我的朋友，自由編輯莎拉・維笛珂姆（Sarah Widdicombe），他們提供了非常大的鼓勵和幫助，出版了第一版的工作手冊。其次，我要感謝凱蒂・科溫（Katie Cowan）、卡洛琳・金（Caroline King）、珍・伯奇（Jane Birch）、馬丁・亨得利（Martin Hendry）、卡洛琳・莫洛伊（Caroline Molloy）、潔瑪・威爾森（Gemma Wilson）、邁克・帕森斯（Mike Parsons）、梅麗莎・史賓塞（Melissa Spencer）、提姆・布蘭能（Tim Brennan）和麥金莉・布萊克（Mckinley Blake）、蘇菲・艾倫（Sophie Allen）、愛麗絲・甘迺迪-歐文（Alice Kennedy-Owen）和愛倫・西蒙絲（Ellen Simmons），感謝他們為出版此版本的工作手冊所提供的所有幫助。再者，我要感謝米莉安・沃爾（Miriam Wohl）博士、安德魯・格萊斯特（Andrew Glaister）博士和珍・海莉希（Jane Heirich），他們提供了我一些有助於該如何改進原版書籍的想法。

接下來，要感謝這些年來所有教過我的亞歷山大教師們，他們教會了我所知道的一切：丹尼・賴利（Danny Reilly）、珍・麥高恩（Jean McGowan）、翠西・海明威（Trish Hemmingway）、丹尼・麥高恩（Danny McGowan）、珍妮・哈爾（Jeanne Haahr）、喬根・哈爾（Jorgen Haahr）、保羅・柯林斯（Paul Collins）、克里斯・史蒂文斯（Chris Stevens）、艾倫・瑪爾斯（Alan Mars）、雷菲亞・薩克斯（Refia Sacks）、大衛．戈爾曼（David Gorman）、湯米．湯普森（Tommy Thompson）、米凱拉．沃爾格穆斯（Michaela Wohlgemuth）和喬拉．平卡斯（Giora Pinkas）。此外，感謝我所有的門徒和學生們，我從你們身上學到了很多。還要感謝我的妻子和最好的朋友卡洛琳（Caroline），感謝她透過照顧我們的家和家人所帶給我的支持，她的才能包括創建和維護我的網站！最後，我還要感謝所有原版工作手冊的讀者們，感謝你們多年來所寄來的感謝函和電子郵件。

攝影作品歸功於：

所有攝影作品均由卡羅琳．莫洛伊（Caroline Molloy）所提供，除了第 26 頁和第 51 頁由蓋帝圖像（Getty Images）提供；第 31 頁由弗雷德里克．馬蒂亞斯．亞歷山大所提供。

國家圖書館出版品預行編目資料

神奇的身心放鬆法：消除疼痛、善用身體的亞歷山大技巧 / 理查.布蘭能 (Richard Brennan)著；周明芹譯. -- 初版. -- 臺北市：啟示出版：英屬蓋曼群島商家庭傳媒股份有限公司城邦分公司發行, 2024.08
面；　公分. -- (Sky 系列；10)

譯自：The Alexander technique workbook

ISBN 978-626-7257-48-7(平裝)

1.CST: 姿勢 2.CST: 健康法

411.75　　113010247

線上版讀者回函卡

Sky系列010
神奇的身心放鬆法：消除疼痛、善用身體的亞歷山大技巧

作　　者／理查・布蘭能（Richard Brennan）
譯　　者／周明芹
企畫選書人／彭之琬
總　編　輯／彭之琬
責 任 編 輯／白亞平

版　　權／吳亭儀、江欣瑜
行 銷 業 務／周佑潔、周佳葳、林詩富、吳藝佳
總　經　理／彭之琬
事業群總經理／黃淑貞
發　行　人／何飛鵬
法 律 顧 問／元禾法律事務所王子文律師
出　　版／啟示出版
台北市南港區昆陽街 16 號 4 樓
電話：(02) 25007008　傳真：(02)25007759
E-mail:bwp.service@cite.com.tw
發　　行／英屬蓋曼群島商家庭傳媒股份有限公司城邦分公司
台北市南港區昆陽街 16 號 8 樓
書虫客服服務專線：02-25007718；25007719
服務時間：週一至週五上午09:30-12:00；下午13:30-17:00
24小時傳真專線：02-25001990；25001991
劃撥帳號：19863813；戶名：書虫股份有限公司
讀者服務信箱：service@readingclub.com.tw
城邦讀書花園：www.cite.com.tw
香港發行所／城邦（香港）出版集團有限公司
香港九龍土瓜灣土瓜灣道86號順聯工業大廈6樓A室
電話：(852)25086231　傳真：(852)25789337　E-MAIL：hkcite@biznetvigator.com
馬新發行所／城邦（馬新）出版集團【Cite (M) Sdn Bhd】
41, Jalan Radin Anum, Bandar Baru Sri Petaling, 57000 Kuala Lumpur, Malaysia.
電話：(603) 90578822　傳真：(603) 90576622
Email: cite@cite.com.my

封 面 設 計／王舒玗
排　　版／芯澤有限公司
印　　刷／韋懋實業有限公司

■2024 年 8 月 8 日初版

Printed in Taiwan

定價480元

城邦讀書花園
www.cite.com.tw

 ISBN 978-626-7257-48-7

廣　告　回　函
北區郵政管理登記證
北臺字第000791號
郵資已付，免貼郵票

115　台北市南港區昆陽街16號4樓

英屬蓋曼群島商家庭傳媒股份有限公司城邦分公司　收

請沿虛線對摺，謝謝！

書號： 1ME010　　書名：神奇的身心放鬆法

請於此處用膠水黏貼

啟示
Apocalypse Press
出版

讀者回函卡

感謝您購買我們出版的書籍！請費心填寫此回函卡，我們將不定期寄上城邦集團最新的出版訊息。

姓名：____________________ 性別：☐男　☐女

生日：西元________年________月________日

地址：____________________

聯絡電話：____________ 傳真：____________

E-mail ：

學歷：☐ 1. 小學 ☐ 2. 國中 ☐ 3. 高中 ☐ 4. 大學 ☐ 5. 研究所以上

職業：☐ 1. 學生 ☐ 2. 軍公教 ☐ 3. 服務 ☐ 4. 金融 ☐ 5. 製造 ☐ 6. 資訊
☐ 7. 傳播 ☐ 8. 自由業 ☐ 9. 農漁牧 ☐ 10. 家管 ☐ 11. 退休
☐ 12. 其他____________________

您從何種方式得知本書消息？

☐ 1. 書店 ☐ 2. 網路 ☐ 3. 報紙 ☐ 4. 雜誌 ☐ 5. 廣播 ☐ 6. 電視
☐ 7. 親友推薦 ☐ 8. 其他________________

您通常以何種方式購書？

☐ 1. 書店 ☐ 2. 網路 ☐ 3. 傳真訂購 ☐ 4. 郵局劃撥 ☐ 5. 其他______

您喜歡閱讀那些類別的書籍？

☐ 1. 財經商業 ☐ 2. 自然科學 ☐ 3. 歷史 ☐ 4. 法律 ☐ 5. 文學
☐ 6. 休閒旅遊 ☐ 7. 小說 ☐ 8. 人物傳記 ☐ 9. 生活、勵志 ☐ 10. 其他

對我們的建議：____________________

____

____

【為提供訂購、行銷、客戶管理或其他合於營業登記項目或章程所定業務之目的，城邦出版人集團（即英屬蓋曼群島商家庭傳媒（股）公司城邦分公司、城邦文化事業（股）公司），於本集團之營運期間及地區內，將以電郵、傳真、電話、簡訊、郵寄或其他公告方式利用您提供之資料（資料類別：C001、C002、C003、C011 等）。利用對象除本集團外，亦可能包括相關服務的協力機構。如您有依個資法第三條或其他需服務之處，得致電本公司客服中心電話 02-25007718 請求協助。相關資料如為非必要項目，不提供亦不影響您的權益。】

1.C001 辨識個人者：如消費者之姓名、地址、電話、電子郵件等資訊。
2.C002 辨識財務者：如信用卡或轉帳帳戶資訊。
3.C003 政府資料中之辨識者：如身分證字號或護照號碼（外國人）。
4.C011 個人描述：如性別、國籍、出生年月日。

請於此處用膠水黏貼